Sauerstoff...

und die Haut atmet auf !

LAILIQUE

Prof. Dr. med. Do Thanh Kiem

Schmerzfrei durch Ong song

Die neue Wirbelsäulentherapie aus Vietnam heilt unsere Volkskrankheiten

Mit 34 Abbildungen

HERBIG
Gesundheitsratgeber

1. Auflage August 1997
2. Auflage Februar 2001

Umschlag: Wolfgang Heinzel
Umschlagbild: Mauritius Bildagentur
Satz: Walter Typografie & Grafik, Würzburg
Gesetzt aus: 11/13 Optima
Illustrationen: Heinz Weise, Atelier für Typografie Numberger,
München
Druck und Binden: Jos. C. Huber KG, Dießen
Printed in Germany
ISBN 3-7766-2001-3

Inhalt

Vorwort

Von Prof. Dr. med. Dr. phil. Szilveszter E. Vizi

Zwar bin ich kein Experte der Ong-song-Therapie, die in diesem Buch vorgestellt wird, aber seinen Autor Professor Dr. Do Thanh Kiem kenne ich sehr gut.
1984 kam er als junger vietnamesischer Arzt in das Forschungsinstitut für Medizinwissenschaften der Ungarischen Akademie der Wissenschaften, als Anwärter, um seinen Ph. D. zu machen. Dr. Kiem fing mit seiner Arbeit neben Professor Dr. Gábor Makara an, der als Experte der neuroendokrinen Forschung europaweiten Ruf genoß. Das Forschungsgebiet war die neurologische Steuerung des Hormonsystems des menschlichen Körpers. Dr. Kiem ging seiner Arbeit mit außerordentlich großer Akribie und Lernbereitschaft nach und wurde 1987 Kandidat. Auch danach betrieb er die Forschungsarbeit weiter und blieb dem Institut treu.
Als Anerkennung für seine wissenschaftlichen Arbeiten, die in ausländischen Publikationen erschienen, erhielt Dr. Kiem 1992 den höchsten wissenschaftlichen Grad in Ungarn, den Doktortitel der Medizinwissenschaften D. Sc., und zwar mit größter Auszeichnung.
In der Person Dr. Kiems wird die fernöstliche mit der westlichen Medizin vereinigt, der östliche Glaube an

die Heilungskräfte der Natur mit der westlichen rationalen Denkweise, die auf den Ergebnissen der modernen Wissenschaften wie Chemie, Pharmazie, Physik beruht.

Durch seine wissenschaftlichen Veröffentlichungen in den Fachzeitschriften wie »Journal of Endocrinology«, »Brain Research«, »Neuroenocrinology« und in zahlreichen anderen in- und ausländischen Publikationen erhielt Dr. Kiem weitreichende Anerkennung. Seine Forschungsergebnisse werden oft in der internationalen medizinischen Literatur zitiert.

Die Beschreibung der Wirkung der Hormone der Nebennierenrinde auf die Empfindlichkeit der Rezeptoren sowie die Aufklärung der regulierenden Rolle der Stoffe mit schmerzlindernder Wirkung auf das Hormonniveau wurden in die Lehrbücher aufgenommen.

Dr. Do Thanh Kiem kennt die traditionellen Behandlungsmethoden seiner Heimat, er gibt diese weiter, und wie jeder Forscher stellt er sich auch der Beurteilung in der praktischen Anwendung.

Einführung

»Ong song« stammt aus dem Vietnamesischen und bedeutet soviel wie »eine lebende Säule, die innen hohl ist«. Ich betrachte es als eine treffende Umschreibung der Wirbelsäule und benutze es als Namen für die neue Therapie, die ich entwickelt habe und die ich mit diesem Buch zum ersten Mal der Öffentlichkeit vorstellen möchte.

Die »Ong-song-Therapie« basiert auf der alten Volksmedizin meiner Heimat, die ich neuesten Erkenntnissen der Medizin entsprechend verändert und ergänzt habe. Sie ist eine rein manuelle Behandlungsmethode der Wirbelsäule, die natürlich nicht bei allen Erkrankungen hilft, jedoch in sehr vielen Fällen selbst dann noch Heilung oder zumindest Besserung erreichen kann, wenn andere Mittel und Methoden versagt haben. Ergänzt wird sie durch das »Van-dong-Programm«. Es bedeutet »Bewegung« und ist der Oberbegriff für eine Reihe von speziellen Übungen für die Gesundheit der Wirbelsäule.

Hilfe, wenn andere Mittel versagt haben

Die Wurzeln der neuen Therapie

Die Ong-song-Therapie und das Van-dong-Programm vereinen in sich Erfahrungen der traditionellen Heilkunde und Errungenschaften der modernen Medizin. Das entspricht meiner Denkungsart.

Zum einen bin ich Professor für Neurologie, ein sogenannter Schulmediziner also. Aber ich bin nicht allein darauf fixiert. Ich bediene mich der »Schulmedizin«, wann und wo immer das erforderlich ist; doch ich bedenke stets, daß auch sie ihre Grenzen hat. Ich fühle mich allerdings nicht als »Alternativer«, vielmehr als ein global, also im weiten Rahmen denkender Mensch. Ich bin zudem ein überzeugter Buddhist, für den das Wesen des Menschen mehr ist als ein kompliziertes materielles Gebilde. Ich sehe den Menschen stets in seiner Gesamtheit aus Körper, Geist und Seele.

Zum anderen bin ich mit den traditionellen Heilmethoden meiner Heimat bestens vertraut. Mein bewegtes Leben bot reichlich Möglichkeiten, sie zu erlernen.

Der Krieg lehrte eine andere Medizin

Als junger Mann durchlebte ich die Hölle des Vietnam-Krieges. Im Dschungel gab es nur wenig Medikamente und kaum medizinische Geräte. Wir mußten uns weitgehend selbst behelfen, und so besannen wir uns auf die Volksmedizin. Sie erlebte in diesen entbehrungsvollen Jahren eine Hochkonjunktur. Während dieser Zeit hatte ich zwangsläufig viele Gelegenheiten, den menschlichen Organismus in Extremsituationen zu beobachten und dabei wichtige Erfahrungen zu gewinnen. Als ich später mit dem Studium begann, konnte die Schulmedizin diese Werte nicht mehr verdrängen, sie jedoch wesentlich ergänzen.

Wie die Ong-song-Therapie entstanden ist

Nach meiner Promotion arbeitete ich in der Forschung, speziell auf dem Gebiet der Neurologie bzw. in der Hirnforschung. Mein Leitgedanke war unverändert, die Erfahrungen der traditionellen Medizin mit den Errungenschaften der sogenannten Schulmedizin zu verbinden. Dabei konzentrierte ich mich auf die

Wirbelsäule, die immer noch ein »Stiefkind« der Medizin ist. Das Resultat ist die Ong-song-Therapie. Den Anstoß zu ihrer Entwicklung gab eine Beobachtung aus dem Krieg. Die Vietcong-Soldaten beschwerten sich über die zu schmalen Gurte der Tornister, die tief in ihre Schultern schnitten und Mißempfindungen in Armen und Händen wie Taubheitsgefühl oder Kribbeln verursachten. Bereits damals vermutete ich als Ursache, daß durch den Druck der Gurte bestimmte Nerven und Blutgefäße an der Wirbelsäule gereizt wurden und dadurch bedingt die Symptome an den weit entfernten Körperstellen entstanden. Als forschender Neurologe überprüfte ich diese These mit einem ungefährlichen Tierversuch: Katzen wurden mit einer Schnur die Füße einzeln abgebunden. Eine Folge war, daß sie nach wenigen Tagen nicht mehr laufen konnten; sobald jedoch die Schnur entfernt wurde, normalisierte sich ihr Zustand wieder. Das war eine erste Bestätigung für den Grundgedanken. Davon ausgehend entwickelte ich die Ong-song-Therapie weiter, und zwar unter Verwendung von bewährten Methoden der vietnamesischen Volksmedizin, die ich während meiner Lehrjahre im Dschungel kennenlernte.

Klagen von Soldaten gaben den Anstoß

Die ersten Patienten behandelte ich vor etwa 15 Jahren. Es waren zwei Kollegen von mir. Der eine litt unter wiederholten Ischias-Schmerzen, der andere klagte über chronische Schulterschmerzen. Den beiden Medizinern hatten andere Ärzte nicht helfen können. Ich machte ihnen deshalb den Vorschlag für einen Behandlungsversuch mit der von mir entwickelten neuen Therapie. Sie gingen darauf ein, und sie haben es nicht bereut. Bereits nach einigen Behandlungen waren beide Kollegen von ihren Schmerzen nahezu befreit.

Die ersten Patienten waren Ärzte mit chronischen Schmerzen

Warum ich dieses Buch geschrieben habe

Was so erfolgreich begann, das wiederholte sich in den folgenden Jahren tausendfach. Es kommen vor allem die Patienten in meine Praxis, bei denen Fehldiagnosen gestellt worden sind und denen mit den üblichen Mitteln und Methoden der Schulmedizin nicht geholfen werden konnte. Bei ihnen hat die Ongsong-Therapie eine Erfolgsquote von etwa 70 Prozent; wie und warum das möglich ist, werde ich erklären.

Dieses Buch soll einen neuen Weg zur Heilung weisen

Dieses Buch zu schreiben, fiel mir schwer; denn ich sehe es als meine vornehmliche Aufgabe an, Kranken zu helfen. Aber Kollegen, Freunde und vor allem geheilte Patienten bedrängten mich, mein Wissen publik zu machen, damit noch mehr Menschen von der Ongsong-Therapie erfahren und mit ihr behandelt werden können. Dieses Argument überzeugte mich schließlich.

Dieses Buch ist kein medizinisches Fachbuch. Es wendet sich an Laien, und deshalb habe ich mich bemüht, die Fakten zwar sachlich richtig, aber zugleich allgemeinverständlich darzustellen. Ich habe deshalb weitgehend auf die medizinische Terminologie verzichtet und mich statt dessen darum bemüht, die ganze Problematik der Schmerzzustände und Erkrankungen, die von der Wirbelsäule herrühren, ihre Entstehung und ihren Verlauf ebenso wie ihre Behandlung, am Beispiel von Fällen aus meiner Praxis darzustellen. Ich hoffe, es allen recht getan zu haben.

Dieses Buch wäre ohne die aktive Unterstützung von Dr. Andreas Leitner und Dr. Dr. Nikolaus Leitner nicht erschienen; die beiden Ärzte in München sind meine Schüler und engsten Mitarbeiter. Ich möchte mich dafür bei ihnen bedanken.

Professor Dr. med. Do Thanh Kiem

1 Die Wirbelsäule – Stütze und Schwachstelle zugleich

Wer verstehen will, wie und warum die Ong-song-Therapie so gute Erfolge bei der Behandlung vieler weitverbreiteter Krankheiten hat, der muß mehr über Bau und Funktion der Wirbelsäule sowie über ihre Besonderheiten und Veränderungen wissen. Deshalb zur Einführung wichtige Grundkenntnisse über das Organ, das für die Entwicklung zum Menschen mit entscheidend gewesen und heute für seine Gesundheit so bedeutsam ist.

Die Wirbelsäule ist nicht für den aufrechten Gang geschaffen

Der Mensch trägt schwer an einer Hypothek der Evolution, und das ist sein aufrechter Gang. Die vertikale Körperhaltung war zwar die Voraussetzung für seine Weiterentwicklung zum denkenden Wesen; das erhobene Haupt erweiterte seinen Horizont, und die Hände wurden frei für überlebenswichtige Tätigkeiten. Aber die Wirbelsäule ist von Natur aus nicht für den aufrechten Gang konstruiert. Sie mußte sich beim Menschen einer Entwicklung anpassen, die schnell, zu schnell sogar, abgelaufen ist. Denn was sich über Jahrhunderttausende hinweg vollzog, das ist nach Auffassung von uns Menschen eine sehr lange und langsame Entwicklung, nach den Zeitmaßstäben der Evolution dagegen ist es eine geradezu sprunghafte Änderung.

Die Folgen dessen belasten den Menschen in zunehmendem Maße. Während beispielsweise die Bandscheiben bei den Vierfüßlern dafür sorgen, daß die Wirbelsäule elastisch beweglich ist, haben sie bei den meisten Menschen in erster Linie nur noch eine statische Tragefunktion; ihr Gelenkpotential wird kaum noch genutzt, vor allem nicht bei dem weitverbreiteten Bewegungsmangel in unserer Zeit.
Bewegung jedoch ist die Grundlage des Lebens. »Wer rastet, der rostet«, besagt ganz richtig ein deutsches Sprichwort. Das gilt auch für die Bandscheiben. Mangelt es an Bewegung, beginnt vorzeitig eine Abnutzung, welche im Laufe der Jahre die ganze Wirbelsäule in Mitleidenschaft zieht und zur Ursache von sogenannten Zivilisationskrankheiten wird. Zu ihnen gehören die chronischen Rückenschmerzen, die nicht nur die häufigsten, sondern auch die teuersten Krankheiten unserer Zeit sind; allein in Deutschland leiden schätzungsweise 25 Millionen Menschen darunter, und ihre Behandlung kostet mehr als 40 Milliarden Mark im Jahr. Die meisten von ihnen könnten mit der Ong-song-Therapie geheilt oder ihr Zustand könnte zumindest wesentlich gebessert werden – und das zu einem Bruchteil der Kosten.

25 Millionen Deutsche leiden unter Rückenschmerzen

Wie die Wirbelsäule aufgebaut ist und welche wichtigen Funktionen sie erfüllt

Die Wirbelsäule besteht aus vielen Einzelteilen

Die Wirbelsäule als solche ist, vereinfacht gesagt, eine röhrenförmige Gliederkette, die aus Wirbelkörpern, Bandscheiben, Kapseln, Bändern und Muskeln besteht. Ihr Gerüst bilden insgesamt 31 Wirbelkörper, die wiederum in vier Gruppen aufgeteilt sind.

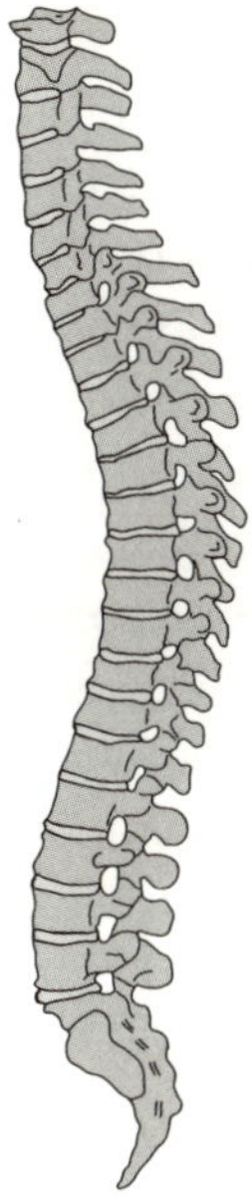

Die Halswirbelsäule besteht aus sieben Wirbeln, die C1 bis C7 benannt sind (»C« ist die Abkürzung des lateinischen Wortes »cervix« für Hals, Nacken). Der erste Wirbel, der den Kopf mit der Wirbelsäule verbindet, ist der »Atlas«. Er hat zwar keine Bandscheibe, ist aber – wie die anderen auch – sehr beweglich. Beim gesunden Menschen ist die Halswirbelsäule, von der Seite her gesehen, leicht nach vorn gewölbt (Lordose).

Die Brustwirbelsäule wird von den zwölf Wirbeln Th1 bis Th12 gebildet (»Th« steht für das griechische Wort »thorax«, das den Brustraum bezeichnet). Sie ist beim gesunden Menschen etwas nach hinten gewölbt (Kyphose). Die Brustwirbel sind aus zwei Gründen weniger anfällig für Veränderungen als die anderen. Zum einen, weil sie durch die leichte rhythmische Dehnung des Brustkorbs bei der Atmung ständig in Bewegung gehalten werden. Zum anderen, weil sie als Bestandteil eines statisch festen Gebildes, nämlich des Brustkorbs, besonders geschützt sind, während Hals- und Lendenwirbel gänzlich frei und ungestützt stehen.

Die Brustwirbel sind von Natur aus besonders geschützt

Auf die Wölbung kommt es an

Die Lendenwirbelsäule besteht aus fünf Wirbeln mit den Bezeichnungen L1 bis L5 (»L« ist der Anfangsbuchstabe des lateinischen Wortes »lumbus« für Lende). Sie ist beim gesunden Menschen in einer Lordose nach vorn gewölbt. Wie ausgeprägt die Wölbung ist, hängt unter anderem von der Stärke bzw. Schwäche der Bauchmuskulatur sowie der Rückenmuskulatur und der Bänder ab: Sind diese schwach, ist die Wölbung der Wirbelsäule größer. Eine solche »Hyperlordose« tritt beispielsweise bei Frauen nach der Entbindung sowie nach Bauchoperationen auf.

Das Kreuzbein trägt die größte Last

Das Kreuzbein besteht aus den fünf Wirbeln S1 bis S5 (»S« steht für »sacrum«, was soviel wie Kreuz bedeutet), die zusammengewachsen sind. Auf ihm ruht die gesamte Wirbelsäule. Es ist zu beiden Seiten durch Gelenke und Bänder mit den Beckenschaufeln verbunden.

Zum Steißbein sind zwei bis drei rückgebildete Schwanzwirbel verschmolzen. Es bildet den unteren Abschluß der Wirbelsäule und ist zudem Bestandteil des Beckens.

Die beweglichen Wirbel haben Gelenke, die zusammen mit den Dornfortsätzen eine Art Verzahnung bilden. Ebenso wie die Gelenke in Armen und Beinen besitzen sie einen Knorpelbelag, und wie diese benötigen sie Gelenkschmiere (Synovia), um bestmöglich aneinander gleiten zu können. Dieser zähflüssige Film, der besser schmiert als jedes Öl, steht jedoch nur dann ausreichend zur Verfügung, wenn die Wirbelgelenke regelmäßig bewegt werden. Sind sie ruhiggestellt, versiegt die Produktion von Gelenkschmiere; dauert dieser Zustand lange Zeit an, lassen sich die Gelenke nur noch mühsam und mit mehr

Aufwand bewegen – wofür ich noch Beispiele aus meiner Praxis anführen werde.

Die Bandscheiben ertragen viel

Zwischen den Wirbeln von C2 bis S1 liegt jeweils eine der runden bis ovalen Bandscheiben, insgesamt sind es 23. Sie bestehen aus einem wasserreichen Gallertkern, der von einem festen Faserring umgeben ist; sie lassen sich am anschaulichsten mit wassergefüllten und flachgedrückten Gummibällchen vergleichen.

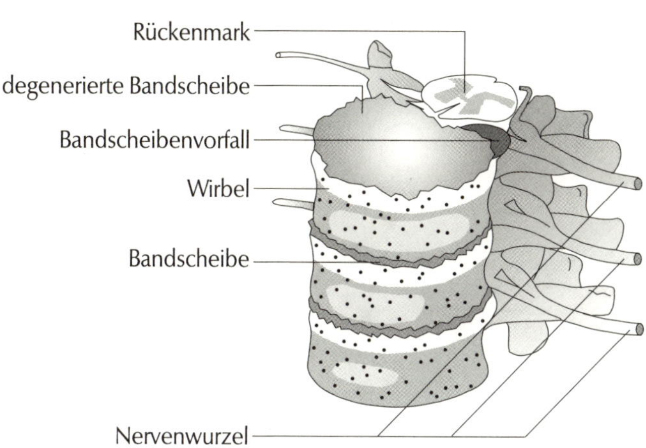

Die Bandscheiben haben zwei sehr wichtige Funktionen. Erstens stellen sie die elastische Verbindung zwischen den Wirbelkörpern her und ermöglichen dadurch eine optimale Beweglichkeit der gesamten Wirbelsäule. Zweitens werden von ihnen Belastungen, welche die Wirbelsäule treffen, aufgefangen und gleichmäßig verteilt. Diese Belastungen können erheblich sein. Bereits nach einem Sprung aus nur 50 Zentimetern Höhe müssen die Bandscheiben beim Aufprall der Füße auf dem Boden das Sechsfache des Körpergewichts verkraften.

Die Bandscheiben halten Belastungen stand, die vielfach größer sind als das Körpergewicht

Die Belastbarkeit der Bandscheiben ist zwar groß, aber nicht unendlich. Vor allem impulsartige, plötzlich einwirkende Kräfte können sie überfordern und verletzen; infolgedessen wird die Beweglichkeit der Wirbelsäule behindert, ihre Abnutzung wird begünstigt und beschleunigt. Auch darauf werde ich noch näher eingehen.

Eine Bandscheibe besteht zu etwa 80 Prozent aus Wasser; das ist die Voraussetzung dafür, daß ihr Gallertkern so beweglich und elastisch sein kann. Daraus ergibt sich ein spezielles Problem. Die Bandscheiben sind nämlich nicht an das Versorgungs- und Entsorgungssystem der Blutgefäße angeschlossen. Um genügend Flüssigkeit für eine normale Funktion zu erhalten, sind sie auf möglichst regelmäßige Bewegung mit einem Wechsel von Belastung und Entlastung angewiesen. Bei Entlastung können aus den umgebenden Körperflüssigkeiten sowohl Wasser als auch Nährstoffe in die Bandscheiben einströmen und sie quellen auf; bei Belastung werden Wasser und auch Schlackenstoffe aus ihnen herausgepreßt. Zwangsläufig werden die Bandscheiben bei Belastung durch den aufgerichteten Körper etwas flacher; das ist der Grund dafür, warum der Mensch am Abend etwa ein bis drei Zentimeter kleiner ist als morgens nach dem Aufstehen, wenn die Bandscheiben prall gefüllt sind. Mit fortschreitendem Alter nimmt der Wassergehalt der Bandscheiben ohnehin ab, so daß alternde Menschen auf Dauer an Körpergröße einbüßen.

Morgens ist der Mensch mehrere Zentimeter größer

Die Muskeln sind ein natürliches Korsett

Viele Bänder halten die Wirbelsäule zusammen

Bänder, Kapseln und Muskeln sorgen für den festen Zusammenhalt der Wirbelsäule. Zwei starke, elastische Längsbänder (Ligamente) überziehen alle Wirbel auf der Bauch- und auf der Rückenseite. Es sind sehr widerstandsfähige Stränge aus Fasergewebe, die neben Halt- und Stützfunktion zwei weitere wichtige Aufgaben erfüllen. Erstens: Sie enthalten Schmerzrezeptoren, die den Körper vor Überbelastung bewahren. Zweitens: Sie enthalten Rezeptoren, welche die Lage des Körpers überwachen und damit eine Kontrollfunktion erfüllen. Hinzu kommt noch ein Band, das sämtliche Dornfortsätze der Wirbelkörper überspannt, und kleinere Bänder verbinden die einzelnen Wirbel untereinander. An diesen Wirbeln liegen die Zwischenwirbel- oder Wirbelbogengelenke; ohne sie wäre die Wirbelsäule instabil und sogar bewegungsunfähig.

Die Muskulatur ist dazu bestimmt, als eine Art natürliches Korsett den Wirbeln zusätzlichen Halt zu geben und Bewegungen der gesamten Wirbelsäule zu ermöglichen. Es ist jedoch nicht ihre Aufgabe, den Körper gerade zu halten, wie immer noch viele Menschen fälschlich glauben; das tut die S-förmige Wirbelsäule mit ihren Bändern und Zwischenwirbelgelenken. Angenommen, man würde bei einem stehenden Menschen 80 Prozent dieser Muskulatur durchtrennen, würde er dennoch aufrecht stehen bleiben. Denn diese Muskulatur hat überwiegend eine Bewegungsfunktion, ihre Haltefunktion macht nur einen kleinen Teil aus. Wäre es anders, hätten Gewichtheber und andere Athleten mit ihrer durchtrainierten Muskulatur niemals Rückenschmerzen – das ist aber nicht der Fall.

Die Muskulatur wirkt wie ein natürliches Korsett; sie ist jedoch zum Bewegen und nicht zum Halten des Körpers bestimmt

Die drei Funktionen der Wirbelsäule

Dieser anatomische Aufbau ist die Voraussetzung dafür, daß die Wirbelsäule des Menschen drei lebenswichtige Aufgaben erfüllen kann:

Auch die Form seiner Wirbelsäule unterscheidet den Menschen vom Tier

- Eine Tragefunktion für die Last von Kopf und Hals, Arme und Rumpf sowie für das, was der Mensch sich sonst noch auflädt, von leichten Taschen bis zu schwersten Gewichten. Das ist nur deshalb so gut möglich, weil seine Wirbelsäule nicht gerade ist wie die der Tiere, sondern durch die Lordosen der Hals- und Lendenwirbelsäule sowie die Kyphose der Brustwirbelsäule geschwungen ist. Dank dieser S-Form ist der Schwerpunkt des Rumpfes senkrecht über die Beine verlagert und der Körper in ein stabiles Gleichgewicht gebracht, das aufrechtes Stehen und Gehen auf zwei Beinen mit geringstem Kraftaufwand erlaubt.
- Eine Bewegungsfunktion, damit der Mensch seinen Körper gezielt drehen und wenden sowie bei jedem Schritt seinen Oberkörper auspendeln kann, damit er beim Laufen nicht aus dem Gleichgewicht gerät.
- Eine Schutzfunktion für das Rückenmark; weil diese sowohl für das Verständnis vom Entstehen von Krankheiten als auch für deren Behandlung durch die Ong-song-Therapie sehr wichtig ist, werde ich sie etwas ausführlicher beschreiben.

Vom Rückenmark zweigen viele Nerven ab

Die Wirbelsäule umgibt wie ein beweglicher Panzer das Rückenmark, das gemeinsam mit dem Gehirn das zentrale Nervensystem bildet. Das Rückenmark kommt aus dem Gehirn und läuft im Wirbelkanal, den die Wirbelkörper in ihrer Mitte freilassen, über Hals- und Brustwirbelsäule bis in die Lendenwirbel. Zwischen zwei Wirbeln tritt durch die seitlichen Zwischenwirbellöcher links und rechts jeweils ein Nerv aus und verzweigt sich im Körper. Nerven, die aus der Halswirbelsäule austreten, verlaufen in Richtung Kopf, Schultern, Rücken, Arme und Finger; Nerven aus der Brustwirbelsäule ziehen sich durch den Rumpf und teilweise ins

Becken, und die Nerven aus der Lendenwirbelsäule versorgen Beine und Füße. Insgesamt sind es 31 Paare dieser Rückenmarksnerven, die eine Verbindung zwischen Gehirn und Körper herstellen. Der Fluß der Informationen in ihnen verläuft in beiden Richtungen. Diese Nerven dienen der bewußten Wahrnehmung, der willkürlichen Bewegung (Motorik) und der Nachrichtenverarbeitung (Integration).

Nerven verlaufen dicht daneben

In enger Verbindung mit der Wirbelsäule steht auch das vegetative Nervensystem; ein anderer Name dafür ist autonomes Nervensystem, weil es unabhängig vom Willen selbsttätig wichtige lebenserhaltende Funktionen der inneren Organe steuert, von Herzschlag und Atmung bis hin zu Darmtätigkeit und Blasenverschluß. Das vegetative Nervensystem besteht aus zwei Anteilen, die teilweise als Gegenspieler agieren. Den einen bildet der »Parasympathikus«, der vorwiegend dämpfend wirkt, die Organe auf Schonung und Erholung einstellt. Seine Nerven entspringen im Gehirn, am wichtigsten ist der weit in den Körper reichende Vagus-Nerv (das lateinische Wort »vagus« bedeutet soviel wie umherschweifend). Den anderen Teil macht der »Sympathikus« aus, der die Organe antreibt und ihre Leistungsfähigkeit erhöht. Seine Nervenstränge verlaufen zu beiden Seiten der Wirbelsäule, sie sind untereinander durch Nervenbahnen und Nervenknoten (Ganglien) sowie über das Rückenmark mit dem Gehirn verbunden.

Zwei Gegenspieler im vegetativen Nervensystem steuern die Organe

Bedingt durch diese engen Beziehungen geschieht es leider allzu häufig, daß Veränderungen der Wirbelsäule die Funktion der Rückenmarksnerven und des vegetativen Nervensystems in Mitleidenschaft ziehen.

Störungen der Wirbelsäule führen zu Störungen anderer Organe

Diese Funktionsstörungen bewirken eine verminderte Kontrolle der Organe, so daß man mit Fug und Recht sagen kann, daß der Zustand der Wirbelsäule indirekt alle Lebensfunktionen beeinflußt. Werden durch Veränderungen der Wirbelsäule die Blutgefäße und die Muskulatur in ihrem Bereich gestört, führt das ebenfalls zu Schmerzen und Erkrankungen.
Im einzelnen werde ich darauf bei der Beschreibung der verschiedenen Krankheitsbilder eingehen, vorab möchte ich jedoch das Geschehen grundsätzlich beschreiben.

Wie sich die Wirbelsäule verändert und welche Folgen das für die Gesundheit hat

Kaum bekannt ist die Tatsache, daß Veränderungen der Wirbelsäule bereits in der Kindheit und Jugend beginnen können. Das ist sogar sehr häufig der Fall, wie ich aus der Erfahrung mit meinen Patienten weiß. Bei der Mehrzahl von ihnen war die Erkrankung im fortgeschrittenen Alter auf einen Sturz beim Radfahren, Turnen, Klettern, Rollschuhlaufen oder anderen Aktivitäten in der Kindheit zurückzuführen, bei einer Patientin sogar auf das Fallen vom Wickeltisch. Die Betroffenen selbst können sich kaum noch oder überhaupt nicht mehr daran erinnern, erst eine gezielte Anamnese durch den Arzt oder Nachfragen bei Eltern und Verwandten weisen den Weg zu dieser Ursache.
Ein solcher Sturz kann eine Art Kettenreaktion auslösen, die erst viele Jahre später Wirkung zeigt. Zunächst verschieben sich die kleinen Wirbelgelenke ein wenig. Normalerweise haben sie ein Spiel von drei

bis fünf Millimetern; eine Änderung ihrer Stellung um nur einen Millimeter bedeutet eine Sperrung um 20 bis 30 Prozent. Daraus resultieren eine Einschränkung der Beweglichkeit und eine Verspannung der Muskulatur, die wiederum einen Druck ausübt auf Nerven und Blutgefäße im Bereich der Wirbelsäule und dadurch sowohl die Versorgung mit Sauerstoff und Nährstoffen als auch die Entsorgung von Schlacken hemmt. In der Kindheit ist davon nichts zu spüren, im Verlaufe von Jahren und Jahrzehnten jedoch entwickeln sich daraus Veränderungen, welche den Verschleiß und die Degeneration der Wirbelsäule begünstigen und beschleunigen und darüber zu besonders schlimmen Beschwerden führen.

Eine minimale Veränderung der Wirbelsäule kann eine Kettenreaktion auslösen, die erst nach Jahren zu Beschwerden führt

Um es noch einmal ganz deutlich herauszustellen: Selbst wenn nach einer Verletzung in der Kindheit die Verspannung der Muskulatur und die Fehlstellung der Wirbel noch so geringfügig sein sollten, läßt sie der Faktor Zeit zu einer häufigen, verborgenen Ursache von verschiedenen Erkrankungen im Erwachsenenalter werden.

Degeneration bleibt niemandem erspart

Die eben bereits angesprochene Degeneration der Wirbelsäule ist an sich keine Erkrankung, sondern ein natürliches, zum menschlichen Leben gehörendes Geschehen. Sie ist eine Folge des aufrechten Ganges: Weil die Belastung durch Kopf, Hals, Arme und Rumpf auf die Dauer größer ist als die Wirbelsäule erträgt, verschleißen mit der Zeit wesentliche Bestandteile, wird vollwertiges Gewebe durch minderwertige Substanz ersetzt, verändert sich die Gestalt der einzelnen Wirbelkörper und letztendlich die Form der gesamten Wirbelsäule.

Im Alter ab 40 zeigt sich bei jedem zweiten Menschen der Verschleiß

Degenerative Veränderungen der Wirbelsäule bleiben also keinem Menschen erspart. Sie beginnen etwa mit Mitte 20. Ab einem Alter von 40 Jahren sind sie bei der Hälfte aller Patienten im Röntgenbild nachzuweisen, ohne jedoch bei jedem von ihnen Beschwerden zu verursachen. Sie sind zwar nicht zu verhindern, wohl aber erheblich zu verzögern, indem schädigende Belastungen bewußt vermieden und gesund erhaltende Bewegungen gezielt genutzt werden. Gute Empfehlungen für eine diesbezügliche Vorbeugung werde ich noch geben (siehe Kapitel 3). An dieser Stelle möchte ich erklären, warum Bewegungsmangel der größte Risikofaktor für degenerative Veränderungen der Wirbelsäule ist.

Das größte Risiko ist zuwenig Bewegung

Bewegungsmangel hat viele Folgen

Bewegungsmangel läßt Haltungsfehler wie den »Rundrücken« oder den »Hohlrundrücken« entstehen, die mit der Zeit zu Verspannungen der Muskulatur, Veränderungen der Wirbelkörper und Fehlbelastungen der Bandscheiben führen. Bewegungsmangel begünstigt Übergewicht, das eine ständige Mehrbelastung für die Wirbelsäule ist und auf Dauer Fehlhaltungen zur Folge hat. Bewegungsmangel verhindert, daß – wie bereits beschrieben – genügend Gelenkschmiere für die Wirbelgelenke produziert wird und die Bandscheiben ausreichend mit Flüssigkeit und Nahrung versorgt bzw. von Schlackenstoffen entsorgt werden.
Insbesondere die Auswirkungen des Bewegungsmangels auf die Bandscheiben sind verhängnisvoll. Denn nach übereinstimmender Ansicht der Experten beginnt an und mit ihnen die Degeneration der Wirbelsäule. Anfangs bindet ihr Gallertkern weniger Wasser, so daß die Bandscheibe buchstäblich austrocknet. Dieser

Was bei einem Bandscheiben-schaden geschieht

beginnende Bandscheibenschaden (Chondrosis intervertebralis) bedingt verschiedene Veränderungen. Die Bandscheibe büßt Elastizität ein, so daß auf die Wirbelsäule einwirkende Stoßkräfte nicht mehr so gut abgepuffert werden können. Sie verliert an Höhe, so daß der Raum zwischen den Wirbelkörpern schmaler wird. Das Gewebe der Bandscheibe verschleißt, was zu Komplikationen führen kann: Kommt es zu einer Vorwölbung (Protrusion) oder zu einem Vorfall (Prolaps) des Gallertkerns, drückt dieser auf Nerven und verursacht dadurch starke Schmerzen. Geschieht das beispielsweise im Bereich der Lendenwirbelsäule, ist der Ischias-Nerv davon betroffen und es entsteht eine Ischialgie, deren Schmerzen bis in den Fuß ausstrahlen können (mehr darüber in Kapitel 4). Wird eine Vorwölbung oder ein akuter Vorfall der Bandscheibe nicht behandelt, entwickeln sich daraus Folgeschäden, welche die Degeneration erheblich beschleunigen. So kann der vorgewölbte Teil der Bandscheibe verknöchern, er kann sich mit dem Wirbelkörper verbinden und die Beweglichkeit der Wirbelsäule einschränken.

Die Bandscheiben leiden am meisten

Die am meisten belasteten Band-scheiben ver-schleißen früher und stärker

Am frühesten und am stärksten sind von der Degeneration die Bandscheiben betroffen, die den größten Belastungen ausgesetzt sind. Das sind vor allem die unteren Lendenwirbel L4 und L5 sowie S1, ferner die Nackenwirbel C4, C5 und C6, während die Brustwirbel Th1 bis Th12 nicht so rasch und auch nicht in dem Ausmaß verschleißen. Im weiteren Verlauf bleiben die degenerativen Veränderungen nicht auf die Bandscheibe begrenzt. Sie erfassen das gesamte Bewegungssegment, zu dem auch Wirbelgelenke, Bänder, Muskeln gehören und in dem Nervenbahnen, Blutgefäße, Lymphbahnen verlaufen. Ist die Bandscheibe erst einmal flacher geworden, hat das im wesentlichen drei Folgen:

- Die Wirbelkörper rücken enger zusammen. Bei Bewegungen der Wirbelsäule stoßen deshalb die Ränder der Deck- bzw. Grundplatten aneinander, infolgedessen wird ihre Knochenstruktur teilweise dichter und unregelmäßiger.
- Die Ränder benachbarter Wirbelkörper reiben aufeinander. Das führt zu einer degenerativen Erkrankung mit Entzündungen und als Reaktion darauf zur Neubildung von knöchernen Randwülsten, die nach ihrem Aussehen als »Randzacken« oder »Ausziehungen« bezeichnet werden.
- Das gesamte Gefüge des Bewegungssegmentes lockert sich. Die kleinen Wirbelgelenke müssen deshalb kräftiger als bisher die Wirbelkörper zusammenhalten, damit sich diese nicht allzuweit gegenseitig verschieben. Sie werden dadurch übermäßig belastet und ihr Knorpel wird vorzeitig verschlissen.

Schmerzen haben viele Auslöser

Veränderungen der Bandscheiben wirken sich auf die ganze Wirbelsäule aus

Die degenerativen Veränderungen beschränken sich nicht nur auf das eine Bewegungssegment, sie greifen auf die ganze Wirbelsäule über. Ihr Aufbau aus Wirbelkörpern, Bandscheiben, Kapseln, Bändern, Muskeln sowie die Nachbarschaft von Nervenbahnen, Blutgefäßen und Lymphbahnen ist von großer Komplexität auf engstem Raum gekennzeichnet. Angesichts dessen ist es verständlich, daß jegliche Veränderungen in diesem Bereich weitreichende Störungen der Gesundheit nach sich ziehen können. Die Folgen davon sind vor allem Schmerzen und auch Funktionsstörungen von entfernt liegenden Organen.

Schmerzen werden entweder unmittelbar an der Wirbelsäule oder an entlegenen Körperstellen verspürt. Ihre wichtigsten Auslöser sind:

- Entzündungen von Wirbelgelenken (Osteoarthritis).
- Druck auf die sehr empfindliche Knochenhaut, der durch die Veränderungen der Wirbelkörper erzeugt und durch Bewegungen der hier ansetzenden Muskulatur noch verstärkt wird.

Die Knochenhaut reagiert sehr empfindlich

- Reizung von bzw. Druck auf Nervenwurzeln und Blutgefäße durch neugebildete Randzacken oder Vorwölbung bzw. Vorfall einer Bandscheibe oder durch Wirbelgleiten. Diese Schmerzen werden sehr häufig nicht an der Stelle ihres Entstehens empfunden, sondern weit entfernt davon in den Organen und Geweben wahrgenommen, zu denen die Nerven führen.

  Typisch dafür sind Schmerzen in Armen und Beinen, oftmals verbunden mit Gefühlsstörungen (Parästhesien) wie Kribbeln und »Einschlafen« von Fingern oder Zehen sowie, seltener, auch mit Muskellähmungen.

Wie es kommt, daß Finger oder Zehen »einschlafen«

- Störung der Durchblutung mit einem Mangel an Sauerstoff, auf den die Rückenmuskulatur mit Schmerzen reagiert. Sie entstehen im Prinzip ebenso wie die Herzschmerzen bei einem Anfall von Angina pectoris, wenn ein Teil des Herzmuskels zuwenig durchblutet wird und es den Zellen an Sauerstoff mangelt.

Schon leichter Druck hat schlimme Folgen

Funktionsstörungen von Organen sind die Folge von Störungen der Nerven, von denen sie versorgt werden. So genügt bereits ein Druck vom Gewicht eines Gummibärchens, den verspannte Muskulatur oder eine neugebildete Randzacke oder eine vorgewölbte Bandscheibe ausübt, um die Übertragung von Impulsen im Nerv um bis zu 50 Prozent zu verringern. Diese nervliche Unterversorgung hindert das betroffene Organ daran, normal zu arbeiten und führt mit der Zeit dazu, daß es krank wird.

Sind Nerven gestört, werden Organe in Mitleidenschaft gezogen

Doch wer denkt schon daran, daß sehr häufig – um nur einige Beispiele zu nennen – die eigentlichen Ursachen von Ohrensausen und Schwindelgefühl, von Kopfschmerzen und Frauenleiden, von Verdauungsbeschwerden und Wadenkrämpfen in Veränderungen der Wirbelsäule zu suchen sind? Aus diesem ursächlichen Zusammenhang ergibt sich zwangsläufig als Konsequenz, daß diese Erkrankungen nur dann wirklich geheilt bzw. wesentlich gelindert werden können, wenn die Wirbelsäule gezielt behandelt wird – mit der Ong-song-Therapie und nach dem Vandong-Programm.

Welches die häufigsten Erkrankungen der Wirbelsäule sind und wie sie genannt werden

Zum besseren Verständnis der eigenen Krankengeschichte und der Ausführungen des Arztes finden Sie auf der gegenüberliegenden Seite einen zusammenfassenden Überblick über die häufigsten Erkrankungen der Wirbelsäule.

Die häufigsten Erkrankungen der Wirbelsäule

Facettensyndrom – von den Dornfortsätzen ausgehende Beschwerden
Ischialgie – Schmerzen in der Lendengegend, die bis zum Außenrand des Fußes ausstrahlen können
Kyphose – nach hinten gewölbte Wirbelsäule, von der Seite her gesehen
Lordose – nach vorn gewölbte Wirbelsäule, von der Seite her gesehen
Lumbago – akute Form des Hexenschusses
Lumbalgie – chronische Form des Hexenschusses
Osteoarthritis – Wirbelgelenkentzündung
Osteochondrose – Höhenverlust der Bandscheibe durch Degeneration von Knochen und Knorpel
Osteophyt – degenerative Knochenneubildung der Wirbel (Höcker und Randzacken)
Osteoporose – Verlust bzw. Verminderung von Substanz bzw. Struktur der Knochen (Knochenschwund)
Osteosklerose – Verdichtung des Knochengewebes
Prolaps – Bandscheibenvorfall
Protrusion – Vorwölbung der intakten Bandscheibe
Skoliose – seitliche Verdrehung und Biegung der Wirbelsäule
Spondylose – Degeneration der Bandscheibe mit Bildung von Randzacken
Spondylitis – Wirbelentzündung
Spondylolisthesis – Verschiebung der Wirbelkörper übereinander (Wirbelgleiten)
Stenose – sämtliche Formen der Einengung des Wirbelkanals

2 Die Ong-song-Therapie – ein neuer Weg zum Gesundwerden

Die Ong-song-Therapie ist die neue Behandlungsform, die ich entwickelt habe. Ich möchte betonen, daß sie keinesfalls ein Allheilmittel ist. Sie kann jedoch bei einer Vielzahl von Schmerzzuständen und Erkrankungen, die von Veränderungen der Wirbelsäule verursacht werden, eine große Hilfe sein und in ungewöhnlich kurzer Zeit zur Heilung führen oder zumindest eine Besserung erreichen. Wie und warum das möglich ist, werde ich in diesem Kapitel erklären.

Die Ong-song-Therapie zur Behandlung von Schmerzzuständen und Erkrankungen, die von der Wirbelsäule ausgehen, hat drei wichtige Zielsetzungen:

Die drei Ziele der Ong-song-Therapie

- Beseitigung der Störfaktoren an der ganzen Wirbelsäule, und zwar direkt am Ort des Krankheitsgeschehens, wobei der Patient aktiv mitarbeitet.
- Wiederherstellung der physiologischen Wirbelsäulenfunktion und damit auch der ursprünglichen Funktion von Muskeln und Bändern, Nervenbah-

nen, Blutgefäßen und Lymphbahnen, außerdem nachhaltige Entlastung der Bandscheiben durch das sogenannte Vakuumphänomen und vermehrte Produktion von Gelenkschmiere.

- Regelmäßiges Ausführen von Grundübungen, mit denen der Patient selbst die Therapie unterstützt und nach seiner Heilung dafür sorgt, daß die normale Funktion der Wirbelsäule erhalten bleibt, und zwar nach dem Van-dong-Programm, das ich im dritten Kapitel vorstellen werde.

Die Ong-song-Therapie erreicht ihre Ziele auf einem anderen Weg als die üblichen Behandlungsmethoden. Denen ist gemeinsam, daß der Patient bei der Behandlung immer passiv ist und daß nur äußere Kräfte auf seine Wirbelsäule einwirken; die Eigenkraft des Körpers wird nicht genutzt. Das ist nicht nur weniger hilfreich, es kann sogar gefährlich werden; ist nämlich die von außen einwirkende Kraft zu groß, kann sie zu weiteren Verletzungen der Wirbelsäule führen. Zudem gilt der Grundsatz, daß »nicht in den Schmerz hinein« behandelt werden soll.

Ich denke ganz anders. Schmerz bedeutet nicht, daß man sich nicht mehr bewegen darf. Im Gegenteil: Man muß diesen Schmerz lösen, und zwar durch Überdehnung mit der eigenen Kraft des Patienten. Ich bin deshalb von der Annahme ausgegangen, daß die normale Funktion der Wirbelsäule nur mit gezielten Bewegungen der einzelnen Wirbelsegmente unter aktiver Mitarbeit des Patienten wiederhergestellt werden kann. Denn durch die Bewegungen des Patienten entstehen Kräfte, die viel größer und viel feiner zu kontrollieren sind als die durch einen Therapeuten von außen zugeführten Kräfte. Ich experimentierte in dieser Richtung und fand mich in meiner Annahme

Nur durch aktive Mitarbeit der Patienten kann die normale Funktion der Wirbelsäule wiederhergestellt werden

bestätigt. So entstand im Laufe der Zeit eine eigenständige Technik der Behandlung und die umfassende Ong-song-Therapie, die ich nun genauer beschreiben werde.

Wie die Ursachen erfragt werden

Bevor eine genaue Diagnose gestellt und mit der gezielten Behandlung begonnen werden kann, muß möglichst lückenlos die Anamnese des Patienten erfragt werden; sie umfaßt nicht nur die Vorgeschichte seiner Krankheit, sondern erfaßt auch seine Lebensgeschichte. Eigens dafür ist ein Fragebogen entwickelt worden, den der Patient selbst ausfüllt und der dem Arzt wichtige Anhaltspunkte gibt, denen er im darauffolgenden Gespräch genauer nachgehen kann.

Erinnern Sie sich an Unfälle in der Kindheit?

Besonders wichtig ist die Antwort auf die Frage: »Welche Unfälle haben Sie in Ihrem Leben erlitten?« Wie bereits erklärt, können nämlich Verletzungen der Wirbelsäule in der Kindheit oder Jugend die eigentlichen Ursachen sein, die über Jahre und Jahrzehnte hinweg zu den Schmerzzuständen und Erkrankungen führen, welche dem erwachsenen Menschen das Leben zur Qual machen. Die meisten Patienten können sich zwar nicht gleich an ein solches Ereignis erinnern, aber durch gezieltes Hinterfragen kommen häufig doch noch entscheidende Hinweise zutage.

Die anderen Fragen lauten:

- »Wegen welcher Beschwerden kommen Sie zur Behandlung, und seit wann haben Sie diese?«
- »Bei welchen Tätigkeiten oder Bewegungen werden Sie durch die Schmerzen behindert?«
- »Hat sich Ihr Zustand in letzter Zeit verschlechtert?«

- »Welche Diagnosen wurden bei Ihnen bisher gestellt?«
- »Mit welchen Therapien wurden bisher Ihre Beschwerden behandelt?«
- »Nehmen Sie zur Zeit Medikamente gegen die Beschwerden ein?«
- »Sind Sie schon einmal operiert worden?«
- »Leiden Sie noch unter anderen Krankheiten?«

Die Antworten auf gezielte Fragen weisen dem Arzt den Weg

Falls auch Sie chronische Beschwerden haben, sollten Sie sich selbst diese Fragen stellen, sie möglichst genau und umfassend beantworten – und sich danach an einen Spezialisten für die Ong-song-Therapie wenden.

Wie die Diagnose gestellt wird

Auf die ausführliche Anamnese folgt eine genaue Untersuchung, durch die gewissermaßen ein »Wirbelsäulen-Status« erstellt wird. Zu ihr gehören verschiedene Maßnahmen:

- Das Anschauen, um unter anderem die Symmetrie des Körpers zu überprüfen; dabei wird darauf geachtet, ob der Patient ganz gerade steht oder ob seine Wirbelsäule verkrümmt ist, bedingt durch eine unterschiedliche Länge der Beine.
- Das Abtasten, um Schmerzstellen zu lokalisieren. Bei einem Bandscheibenvorfall beispielsweise wird der Patient beim Druck auf die kritische Stelle einen blitzartigen, stechenden Schmerz an der Körperstelle verspüren, die von dem irritierten Nerv versorgt wird. Des weiteren werden beim Abtasten verhärtete oder gelockerte Muskelpartien aufgespürt sowie Hautstellen, die auffällig warm bzw. kalt sind, was ebenfalls in die Diagnose einbezogen wird.

Das Abtasten gibt wichtige Hinweise

- Das Prüfen der Beweglichkeit der Wirbelsäule. Dafür muß der Patient bestimmte Bewegungen ausführen, unter anderem den Kopf nach vorn und nach hinten bewegen sowie zur Seite neigen, die Arme strecken und die Beine heben sowie den Oberkörper nach vorn und nach hinten beugen.
- Das Prüfen von neurologischen Reflexen. Sie lassen Rückschlüsse zu auf das Segment der Wirbelsäule, von dem die Funktionsstörung ausgeht.

Röntgen ist nicht immer nötig

Röntgenbilder und Computertomogramme der Wirbelsäule sind für eine Diagnose bei Funktionsstörungen nicht unbedingt erforderlich, jedoch in komplizierten Fällen sehr nützlich. Die meisten Patienten bringen die Aufnahmen ohnehin von sich aus mit, weil sie von den zuvor behandelnden Ärzten angefertigt worden sind, häufig sogar mehrmals. Es ist leider eine Tatsache: Die Ong-song-Therapie ist in nahezu allen Fällen nicht die erste Maßnahme zur Behandlung, sondern die letzte Hoffnung bereits mehrfach erfolglos behandelter Patienten.

Wie der Patient behandelt wird

Durch eine bessere Beweglichkeit der Wirbelsegmente wir die Funktionsfähigkeit der Wirbelsäule wiederhergestellt

Voraussetzung für die Heilung bzw. Besserung von Schmerzzuständen und Erkrankungen ist, die Beweglichkeit der Wirbelsegmente und über sie die Funktionsfähigkeit der Wirbelsäule wiederherzustellen; die Ong-song-Therapie wird deshalb auch als »Funktionstherapie der Wirbelsäule« bezeichnet. Das ist nur zu erreichen, indem zunächst jedes Wirbelgelenk einzeln und danach alle Wirbelgelenke insgesamt auf dieselbe Weise geprüft und gegebenenfalls in die ursprüngliche Lage zurückgeführt werden; dazu gehört es, »eingerostete« Wirbelgelenke wieder zu lösen und »ausgetrocknete« Bandscheiben wieder zu »schmieren«, sie also in ihrer Funktion zu reaktivieren.

Das Schwierigste dabei ist, an die einzelnen Segmente der Wirbelsäule heranzukommen – und das ist nur mit aktiver Mitarbeit des Patienten möglich. Daraus ergibt sich das Grundprinzip der Ong-song-Therapie: Der Patient führt vorgegebene Bewegungen aus, und der Therapeut unterstützt ihn dabei mit Maßnahmen, die nur er ausüben kann und die ich gleich noch beschreiben werde. Auf diese Weise wirken die starken Eigenkräfte des Patienten und die von außen zugeführten sanften Kräfte des Therapeuten im Sinne einer Aktivtherapie optimal zusammen.

Starke Eigenkräfte des Patienten und sanfte Kräfte des Therapeuten wirken bei der Ong-song-Therapie optimal zusammen

Bei der Behandlung sitzt der Patient auf einem speziellen Stuhl, der entfernt einem Schaukelpferd auf vier festen Beinen ähnelt, und der Therapeut steht hinter ihm. Der Sitz hat hinten keine Lehne, damit Bewegungen in allen drei Dimensionen ungehindert möglich sind. Er hat vorn einen Griff, damit sich der Patient in seiner »Reitstellung« nicht nur mit den Beinen, sondern auch mit den Händen abstützen kann; das vermittelt Sicherheit und verhindert eine Verkrampfung der Muskulatur. Dieser Spezial-Stuhl ist von Dr. Andreas Leitner entwickelt worden, der einst selbst Patient bei mir gewesen und heute einer meiner besten Mitarbeiter ist (siehe Nachwort).

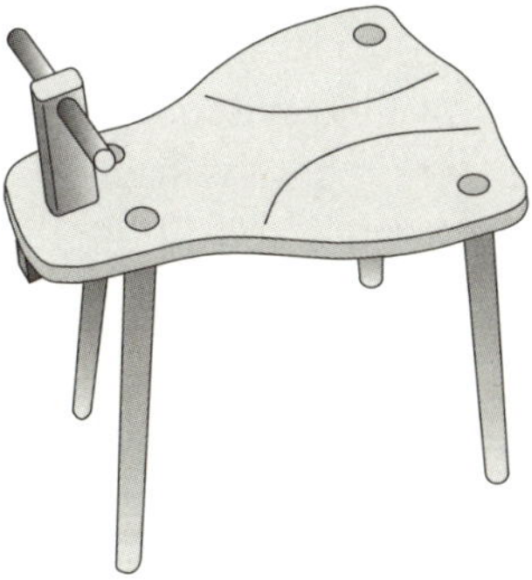

Behandlungsstuhl

Erstarrte Wirbel werden wieder beweglich

Die Behandlung beginnt mit einer leichten Massage zur Entspannung des Patienten und zur Lockerung der Muskulatur. Danach werden vom Therapeuten die einzelnen Wirbelkörper abgetastet, auf ihre Beweglichkeit geprüft und in der Gesamtheit gelockert. Das liest sich einfacher, als es auszuführen ist; das ist in Worten auch schwer zu beschreiben, man muß diese Technik unter Anleitung genauestens erlernen und sie sorgfältig ausführen.

Richtige Handgriffe beseitigen krankhafte Veränderungen

Werden die richtigen Handgriffe wiederholt ausgeführt, können erstarrte, ausgetrocknete Wirbelgelenke ihre Beweglichkeit wiedergewinnen. Auf diese ganz natürliche Weise lassen sich auch verschobene Bandscheiben und fehlstehende Wirbel bewegen und auf ihren natürlichen Platz zurückführen: Werden sowohl der darüberliegende als auch der darunterliegende Wirbel ein wenig nach oben und unten geschoben, wird die dazwischenliegende Bandscheibe bzw. der Wirbel aus der abweichenden Stellung befreit und von den äußerst starken Bändern und Muskeln der Wirbelsäule wieder in die richtige Position gezogen.

Wichtiges Ziel der ersten zwei bis drei Behandlungen ist es, die Wirbel durch Bewegung zu lockern. In den folgenden Behandlungen kommt eine weitere Komponente hinzu, die es nur bei der Ong-song-Therapie gibt. Der Patient führt ganz bestimmte Streckübungen durch – über die Schmerzgrenze hinaus. Gleichzeitig übt der Therapeut mit Daumen und Finger einen gezielten, nach oben gerichteten Druck auf einzelne Wirbel aus. Diese gemeinsame Aktivität von Patient und Arzt hat eine außerordentlich gute Wirkung: Durch die wohldosierte »Schubkraft« nach oben werden die Wirbel ein wenig auseinandergezogen; so entsteht eine Art Vakuum, von dem eine Sogwirkung ausgeht, und diese führt zu zwei wichtigen Veränderungen. Zum einen kommt es zu einer Entschlackung von Geweben der Wirbelsäule selbst sowie von Geweben in den umgebenden Bereichen; zum anderen wird die Bandscheibe wie von unsichtbaren Kräften wieder in ihre ursprüngliche Lage gezogen.

Eine Art Vakuum zwischen den Wirbeln hat große Wirkung

Die besonderen Techniken des Therapeuten

Die Technik der Ong-song-Therapie ist unterschiedlich, je nach den einzelnen Bereichen der Wirbelsäule.

- Bei der Behandlung der Halswirbelsäule hält der Therapeut den Unterkiefer des Patienten mit der einen Hand fest und führt mit ihr den Kopf. Mit der anderen Hand, insbesondere mit dem Daumen, werden – wie eben beschrieben – die Wirbel zunächst einzeln bewegt und danach in ihrer Lage leicht verschoben. Bei einer anderen Anwendung werden vom Therapeuten erst die Wirbel mit Finger oder Daumen bewegt, dann wird mit den Händen der Kopf des Patienten geführt. Bei beiden Behandlungsweisen bewegt der Patient seinen Kopf genau nach den Anweisungen, die ihm der Therapeut gibt.

Für jeden Bereich der Wirbelsäule gibt es eine besondere Technik der Therapie

- Bei der Behandlung der Brust- und Lendenwirbelsäule wird vom Therapeuten mit der einen Hand die Schulter des Patienten geführt, mit der anderen werden die einzelnen Wirbel bewegt bzw. verschoben. Auf seine Anweisungen hin führt der Patient verschiedene Bewegungen in den drei Dimensionen aus, wie Beugen, Drehen, Kreisen und Strecken. Darin wird er vom Therapeuten unterstützt, der entweder die Bewegungen verstärkt, um eine Blockierung durch Schmerzreflexe zu überwinden, oder ihnen entgegenwirkt, damit der Patient eine größere Kraft zur Ausführung aufwenden muß.

Wie es dank der Ong-song-Therapie zur Heilung kommt

In allen Fällen jedoch gilt der Grundsatz, daß nicht nur der verletzte oder degenerierte Bereich zu behandeln ist, sondern die Beweglichkeit und darüber die Funktionsfähigkeit der gesamten Wirbelsäule wiederherzustellen ist. Auf diese Weise erreicht die Ong-song-Therapie eine entscheidende Wende zur Heilung und Besserung: Die Nerven werden von schädigendem Druck befreit, so daß Schmerzen sowohl an der Wirbelsäule als auch in entfernten Geweben und Organen vergehen; die Durchblutung wird verbessert, so daß alle Strukturen der Wirbelsäule wieder über die Arterien ausreichend mit Sauerstoff und Nährstoffen versorgt und über die Venen von Abfallstoffen entsorgt werden; Ablagerungen von Schlacken werden beseitigt, so daß auch sie nicht länger die Funktion der Wirbelsäule stören können. Zur Behandlung gehört natürlich auch die Mobilisation anderer Gelenke wie die der Schultern und Ellenbogen sowie die Hand-, Knie- und Fußgelenke. Damit sind die wichtigen Voraussetzungen dafür geschaffen, daß der Organismus seine Selbstheilungskräfte mobilisieren kann, um Gesundheitsstörungen zu beseitigen und Erkrankungen zu heilen.

Deutliche Besserung in kurzer Zeit

Eine erste Wirkung zeigt die Ong-song-Therapie in manchen Fällen bereits nach der ersten Behandlung. Die betroffenen Patienten verspüren Schmerzen ähnlich wie bei einem Muskelkater und fühlen sich »wie durch den Wolf gedreht«, wie es manche schildern. Eine solche sogenannte Erstverschlechterung ist auch von anderen Verfahren der Naturheilkunde bekannt und kein schlechtes Zeichen. Sie ist vielmehr eine Reaktion des Körpers darauf, daß eingerostete Gelenke wieder bewegt und verkürzte oder verspannte Muskeln sowie Bänder, Kapseln und Sehnen wieder gedehnt worden sind. Eine chronische Verspannung oder eine lange bestehende Verkürzung der Muskulatur kann nämlich nicht von heute auf morgen in einen normalen Zustand überführt werden; dazwischen liegt immer ein akuter Zustand, der sich oftmals als Erstverschlechterung äußert. Diese vergeht nach kurzer Zeit von selbst, und danach verbessert sich der Gesundheitszustand stetig. Bedenkliche Nebenwirkungen oder gar Komplikationen der Therapie sind nicht zu befürchten. Ich habe in den nunmehr 15 Jahren, in denen ich Patienten behandle, keinen einzigen ernsthaften Zwischenfall erleben müssen.

Keine Angst vor der Erstverschlechterung

Eine Behandlung mit der Ong-song-Therapie dauert etwa 20 bis 30 Minuten. In den Tagen dazwischen muß der Patient weiterhin aktiv mitarbeiten, indem er zu Hause regelmäßig und richtig die Grundübungen des Van-dong-Programms ausführt. Sie unterstützen die Behandlung, und sie sollten auch in der Zeit danach genutzt werden, um die Wirbelsäule sowie alle anderen Gelenke des Körpers beweglich zu erhalten und neuerlichen Funktionsstörungen vorzubeugen (siehe Kapitel 3). Nach vier bis sechs Behandlungen innerhalb von zwei Wochen kommt es in der Regel zu einer deutlichen Besserung des Zustandes und bald darauf bestenfalls zur Heilung oder zumindest zu einer spürbaren Besserung. Sollte das ausnahmsweise nicht der Fall sein, steckt eine andere

Nach vier bis sechs Behandlungen in zwei Wochen kommt es zu einer deutlichen Besserung – und bald darauf zur Heilung

Erkrankung hinter den Beschwerden, die mit anderen Mitteln und Methoden behandelt werden muß.

Wo die Schulmedizin versagt, kann die Ong-song-Therapie Beschwerden lindern und heilen

Die Ong-song-Therapie ist erfolgreich, sogar überraschend erfolgreich, wie mir Kollegen bestätigen. Etwa 70 Prozent meiner Patienten mit Schmerzzuständen und Erkrankungen, die von Funktionsstörungen der Wirbelsäule ausgehen, habe ich helfen können. Bei der Hälfte von ihnen wurde eine Heilung erreicht, bei der anderen Hälfte eine deutliche Besserung der Beschwerden. Alle diese Patienten waren zuvor über lange Zeit hinweg von anderen Ärzten mit anderen Therapien erfolglos behandelt worden. Ich gestehe, daß ich auf die Erfolge meiner Ong-song-Therapie stolz bin, und glaube, daß Sie Verständnis dafür haben.

Wogegen die Ong-song-Therapie besonders hilfreich ist

Im Prinzip ist die Ong-song-Therapie sehr gut wirksam gegen alle Schmerzzustände und Erkrankungen, die direkt oder indirekt aus Funktionsstörungen der Wirbelsäule resultieren, z. B. bei der Behandlung von:

- chronischen oder migräneartigen Kopfschmerzen,
- schmerzhaften Muskelverspannungen,
- Kreuzschmerzen,
- Skoliose (Wirbelsäulenverkrümmung, vor allem bei Kindern),
- rheumaähnlichen Beschwerden in Händen und Füßen,
- Osteoporose (Knochenschwund; auch Vorbeugung),
- Bandscheibenvorfall,
- Kiefergelenksproblemen,
- Nacken- und Schulterblattschmerzen,

- Schwindel und Ohrensausen
- Fazialislähmung (Lähmung des Gesichtsnervs),
- Lähmung von Gliedmaßen wie Hände und Füße,
- Spätfolgen nach Unfällen (z. B. bedingt durch das Schleudertrauma bei Auffahrunfällen),
- körperlichen Fehlentwicklungen.

Selbst Lähmungen vergehen wieder

Wie in diesen und weiteren Fällen die Erkrankungen verlaufen können und wie die Ong-song-Therapie dagegen angewendet wird, werde ich an ausgewählten Beispielen aus meiner Praxis noch schildern. Grundsätzlich möchte ich darauf verweisen, daß dadurch den Patienten die Belastungen durch Operationen und stark wirksame Medikamente samt deren Nebenwirkungen erspart werden. Die Ong-song-Therapie selbst ist frei von unerwünschten Nebenwirkungen. Die Patienten erlernen dabei unter fachmännischer Anleitung, lange Zeit vernachlässigte, natürliche Bewegungen auszuführen – und dabei können sie einfach nichts falsch machen.

Was man zur Ergänzung anwenden kann

Die Mehrzahl der Patienten wird zwar einzig und allein mit der Ong-song-Therapie behandelt. In manchen Fällen aber werden weitere Mittel und Methoden zur Behandlung herangezogen – insbesondere dann, wenn starke Schmerzen oder zusätzliche Beschwerden bestehen. Alle diese Maßnahmen haben etwas gemeinsam: Sie dienen lediglich der Besserung von Symptomen und tragen nicht zur Beseitigung der eigentlichen Ursachen bei, sie sind deshalb nur vorübergehend von Nutzen und auch nur für begrenzte Zeit anzuwenden.

Medikamente helfen nur vorübergehend

Starke Schmerzmittel haben eine Kehrseite

- Schmerzstillende Medikamente werden in der Regel zusammen mit Beruhigungsmitteln verabreicht. Dank dieser Kombination wird eine direkte und eine indirekte Wirkung erreicht. Direkt, indem Schmerzen beseitigt werden und dadurch der Weg frei wird für eine natürliche Regeneration der Wirbelsäulenfunktion; indirekt, indem verkrampfte Muskulatur entspannt und dadurch der Druck auf Bandscheiben gemildert wird. Sehr starke, drogenähnliche Schmerzmittel lehne ich ab, weil sie auf Dauer leicht abhängig machen können. Ich verordne ausschließlich die klassischen Schmerzmittel wie Acetylsalicylsäure (weltbekannt als »Aspirin«), deren Wirkung zumeist völlig ausreichend ist. Sie können allerdings den Magen der Patienten irritieren und sollten deshalb nur für möglichst kurze Zeit angewendet werden, von Patienten mit Magengeschwüren überhaupt nicht.
- Entzündungshemmende Medikamente können bei Patienten mit Wirbelproblemen erforderlich sein, weil diese in den meisten Fällen mit Entzündungen der betroffenen Wirbel einhergehen. Auch hierbei bevorzuge ich es, ausschließlich sogenannte nichtsteroidale Arzneimittel (z. B. Indometacin) anzuwenden, denn die »Steroid-Präparate« mit Cortison können zum Teil erhebliche unerwünschte Nebenwirkungen haben.
- Physikalische Therapien sind ebenfalls geeignet, Schmerzen zu lindern und auch Entzündungen zu hemmen. Sie erreichen diese Wirkungen auf ganz andere Weise als die Arzneimittel. Ihr großer Vorteil ist, das sie keinerlei unerwünschte Nebenwirkungen haben. Die Behandlung mit ihnen ist schmerzfrei.

Wärme wirkt in in der Tiefe des Körpers

Ultraschall dringt tief in den Körper ein und bringt dort Moleküle des Gewebes zum Schwingen. Das bewirkt eine Art Mikromassage und läßt vor allem Wärme entstehen mit all ihren guten Wirkungen: Die Muskulatur wird entspannt, die Durchblutung wird verbessert, der Stoffwechsel der Zellen wird angeregt, Entzündungen werden gehemmt und Schmerzen gelindert.
Kurzwellen sind elektromagnetische Wellen mit hoher Energie, die noch tiefer als Ultraschall in den Körper eindringen. Ihre Wirkung dort ist letztendlich die gleiche. Sie erzeugen Tiefenwärme mit denselben Effekten, die ebenfalls Entzündungen rascher abklingen lassen, Muskeln entspannen und Gelenke lockern, die Regeneration von Zellen und Gewebe fördern.

Schneller gesund mit Korsett und Stützkragen

Korsett bzw. Stützkragen gehören zu den einfachsten Formen der physikalischen Therapie – und zugleich zu ihren wirksamsten. Zur Bekämpfung von Schmerzen sind sie in den meisten Fällen weitaus besser geeignet als die üblicherweise verordneten Tabletten.

Korsett und Stützkragen übernehmen die statische Tragefunktion der Wirbelsäule

Korsett bzw. Stützkragen erreichen diese gute Wirkung, indem sie die statische Tragefunktion der Wirbelsäule übernehmen und dadurch geschädigte Bandscheiben entlasten, so daß diese viel schneller gesunden können. Darüber hinaus verhindern sie, daß sich die Wirbel – die durch geschwächte Bänder nicht mehr fest genug gehalten werden – verschieben, und sie ermöglichen es zugleich diesen Bändern, sich ebenfalls wieder zu regenerieren.
Wie wichtig gerade diese Hilfsmittel sind, wollen viele Patienten nicht einsehen, weil sie der irrtüm-

Durch das Tragen eines Korsetts werden seine Vorteile bestätigt – und alle Vorurteile widerlegt

lichen Meinung sind, daß das Tragen eines Korsetts im akuten Stadium die Muskulatur von Bauch und Rücken schwäche. Das ist völlig falsch, richtig dagegen ist: Das kurzzeitige Tragen eines Korsetts unterstützt die Muskulatur, so daß der Patient hinterher seine Wirbelsäule besser aufrecht halten kann als zuvor.

Es gibt zwei Versionen von Korsett und Stützkragen. Zum einen die harte, die für Patienten mit schweren Wirbelverletzungen oder Wirbelverkrümmungen wie Skoliose bestimmt ist; sie muß in diesen Fällen ständig getragen werden. Die weiche Ausführung ist ein alltagstauglicher Kompromiß. Ihre Tragefunktion ist zwar etwas geringer, dafür aber behindert sie den Träger bei seinen Tätigkeiten und Bewegungen nicht so sehr. Im allgemeinen sollte solch ein Korsett unbedingt während schmerzhafter Phasen, bei belastenden Tätigkeiten sowie sonstigen anstrengenden Situationen getragen werden. Im speziellen wird das Tragen empfohlen,

Wann ein Korsett getragen werden muß

- wenn anstrengende Arbeiten im Stehen zu verrichten sind, insbesondere für Frauen nach einer schweren Entbindung und für alle Patienten nach einer Bauchoperation;
- wenn akute Schmerzen im Nacken oder Kreuz stärker werden und wenn bei bestimmten Bewegungen stechende Schmerzen in Händen oder Füßen auftreten;
- wenn Wirbel verrutscht und infolgedessen Bänder überdehnt sind sowie unbedingt bei einem Bandscheibenvorfall im Bereich der Hals- oder Lendenwirbelsäule;
- falls nach einer Operation an der Bandscheibe aufs neue Schmerzen zu verspüren sind.

Das Besondere der »Balkenmethode«

Diese zuvor genannten sowie weitere Mittel und Methoden zur Ergänzung der Ong-song-Therapie sind, wie bereits betont, nur zur Besserung von Symptomen geeignet. Von dieser Regel gibt es eine Ausnahme, und das ist die zusätzliche »Balkenmethode«. Ich empfehle es, um noch erfolgreicher eine Wirbelsäulenverkrümmung beseitigen zu können und mit ihr die daraus resultierenden Schmerzen im Nacken sowie Skoliose bei Kindern.

Das einzige, was man dafür benötigt, ist ein etwa zehn Zentimeter breiter Balken, der genügend fest ist, um sich unter dem Körpergewicht nicht durchzubiegen, und so lang, um die ganze Körperlänge aufnehmen zu können. Dieser Balken wird auf die Sitzflächen von zwei Stühlen gelegt, die weit genug voneinander entfernt stehen und so stabil sind, daß sie nicht umkippen. Der Patient legt sich mit gestrecktem Rücken auf den Balken und stützt sich dabei mit den Füßen auf

Was gegen Skoliose besonders gut hilft

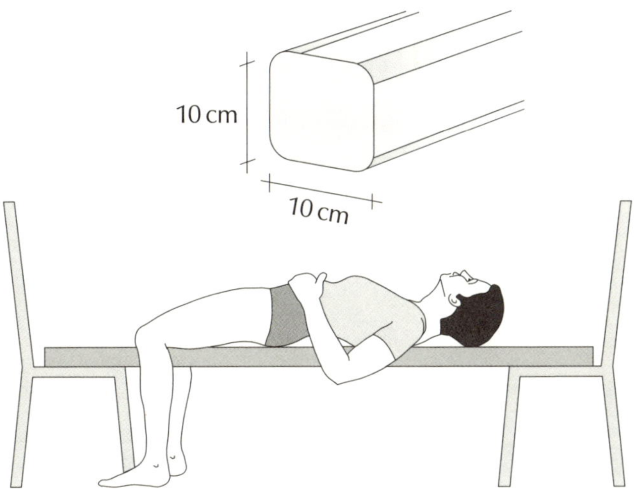

dem Boden ab, um nicht das Gleichgewicht zu verlieren. Die beste Wirkung wird erreicht, wenn diese Übung zweimal am Tag 15 Minuten lang ausgeführt wird, und das über zwei bis drei Monate hinweg. Sollte der Patient anfangs nicht so lange durchhalten können, sollte er die Dauer der Übung zunächst verkürzen und dann allmählich verlängern. Mit der Kombination aus Ong-song-Therapie und »Balkenmethode« ließen sich sehr gute therapeutische Erfolge z. B. bei Kindern mit Skoliose erreichen, deren Zustand sich zuvor trotz jahrelanger konservativer Behandlung nicht gebessert hatte.

Gute Erfolge durch Ong-song-Therapie und »Balkenmethode«

3 Das Van-dong-Programm – die große Chance zum Gesundbleiben

Der Patient als Mitgestalter des Behandlungserfolges

Aktive Mitarbeit des Patienten ist eine wesentliche Voraussetzung für die großen Erfolge der Ong-song-Therapie. Sie beschränkt sich nicht nur darauf, während der Behandlung die Anweisungen des Therapeuten auszuführen. Der Patient muß auch zu Hause die Therapie mit den speziellen Übungen unterstützen, die ich für das Van-dong-Programm zusammengestellt habe. Wie sie richtig ausgeführt werden, beschreibe ich in diesem Kapitel ebenso wie richtige Verhaltensweisen für die Gesundheit der Wirbelsäule.

Das Van-dong-Programm ist für zwei weitere Gruppen von sehr großem Nutzen. Zum einen für alle Patienten nach erfolgreicher Behandlung, um einen Rückfall durch eine erneute Schädigung ihrer Wirbelsäule zu verhindern. Zum anderen für alle Menschen, die sich noch gesund fühlen, um die normale Funktion ihrer Wirbelsäule zu erhalten und dadurch Erkrankungen von vornherein vorzubeugen; dazu gehören zum Beispiel die vielen Menschen, bei denen bereits eine Osteoporose begonnen hat und die deshalb vom Knochenschwund und dessen Komplikationen wie Wirbeleinbrüche und Oberschenkelhalsbruch bedroht sind. Auch sie sollten regelmäßig die Übungen ausführen. Ich bin sogar der Meinung, daß eine derartige Prophylaxe für die Wirbelsäule ebenso eine Selbstverständlichkeit sein sollte wie die Vorsorgemaßnahmen für die Zähne, und ich fordere alle Ärzte dazu auf, sich dafür zu engagieren.

Vorbeugung sollte für jeden eine Selbstverständlichkeit sein

Wer meint, er habe nicht soviel Zeit für seine Gesundheit, der sollte bedenken: Es dauert jeweils nur fünf Minuten am Tag, um alle Übungen des Van-dong-Programms auszuführen; daraus ergeben sich jedoch übers Jahr gerechnet insgesamt mehr als 60 Stunden gezielter Dehnung und Lockerung. Zweimal fünf Minuten kann jeder dafür aufbringen; schließlich verbringt er, durchschnittlich, an jedem Tag mehr als zwei Stunden vor dem Fernsehgerät. Ein weiterer Bestandteil des Van-dong-Programms sind die wichtigen Empfehlungen für richtiges Verhalten zur Schonung der Wirbelsäule, die ich anschließend geben werde. Der Aufwand für diese Vorbeugung ist äußerst gering – sie kostet keine zusätzliche Zeit. Ihre Wirkung ist sehr positiv – was jeder, der sich daran hält, schon bald aus eigener, guter Erfahrung bestätigen wird.

Mit den Bewegungsübungen und den Verhaltensweisen bietet das Van-dong-Programm eine wirklich große Chance, gesund zu bleiben. Nutzen auch Sie diese!

Spezielle Bewegungsübungen, welche die Wirbelsäule gesund erhalten

Es gibt weit mehr als 300 Übungen für ein Training der Wirbelsäule. Diese Vielzahl überfordert jeden Patienten in dem Bemühen, die für ihn geeigneten herauszufinden. Ich habe deshalb eine Auswahl getroffen und die 15 Van-dong-Übungen als beste Möglichkeiten zu diesem Zweck zusammengestellt. Sie sind sowohl von großem Nutzen für die Gesundheit als auch sicher in der Anwendung. In erster Linie dienen sie der Dehnung und Lockerung des gesamten Gefüges der Wirbelsäule und auch der anderen Gelenke, darüber hinaus jedoch beeinflussen sie den gesamten Organismus positiv – die Durchblutung ebenso wie den Stoffwechsel und den Hormonhaushalt.

15 Übungen wirken sich positiv auf den ganzen Körper aus

Die Übungen sollten regelmäßig an jedem Tag zweimal ausgeführt werden – unbedingt am Morgen gleich nach dem Erwachen und dann noch einmal am Abend. Wie gut sie gerade am Morgen tun, demonstrieren Katzen und Hunde, die sich erst einmal recken und strecken, bevor sie sich bewegen. Am Morgen werden die ersten drei Übungen noch im Bett ausgeführt – sie machen nach der langen Schlafenszeit nicht nur die Muskeln geschmeidiger und die Gelenke beweglicher, sondern auch den Kopf wach und klar. Die anderen Übungen können gewissermaßen nebenbei absolviert werden – zum Beispiel wenn man morgens durch die Wohnung geht oder darauf wartet, daß das Kaffeewasser kocht.

Bereits im Bett mit den Übungen beginnen

Dehnung bis in den Schmerz hinein

Alle Übungen sollten mit normaler Atmung und ganz langsam ausgeführt werden. Empfehlenswert ist es, währenddessen den jeweiligen Bewegungsablauf in Gedanken nachzuvollziehen – dadurch werden die Nervenbahnen nicht nur funktionell benutzt, sondern zusätzlich vom zentralen Nervensystem her aktiviert. Bei der Dehnung sollte man bis an die maximale Schmerzgrenze gehen, das heißt: in den Schmerz hin-

ein, und die erreichte Endposition einige Sekunden lang beibehalten. Die Schmerzintensität wird währenddessen nachlassen, was als angenehm empfunden wird.
Sollte es Schwierigkeiten bereiten, eine der Übungen auszuführen, so ist diese weniger oft zu machen als empfohlen wird. Sollten dabei ausstrahlende Schmerzen oder Empfindensstörungen wie »Ameisenlaufen« oder »Pelzigsein« in Armen oder Beinen auftreten, sollten die Übungen überhaupt nicht mehr ausgeführt und umgehend ein Arzt aufgesucht werden. Im Zweifelsfall und bei Unklarheiten fragen Sie den Therapeuten und richten Sie sich nach seinen Anweisungen.

Noch vor dem Aufstehen beginnen

Das Van-dong-Programm ist ein guter Auftakt für den Tag: Die Übungen 1 bis 3 sind gleich morgens noch im Bett auszuführen.

Nach den ersten drei Übungen morgens im Bett ist man fast fit für den Tag

1. Beckenübung: Auf dem Rücken liegen, die Arme seitwärts ausstrecken, die Beine anziehen und die Knie geschlossen halten; erst die Knie so weit wie möglich zur linken Seite bewegen und zugleich den Kopf nach rechts drehen, wobei die Schultern nicht bewegt werden; dann dieselben Bewegungen zur anderen Seite

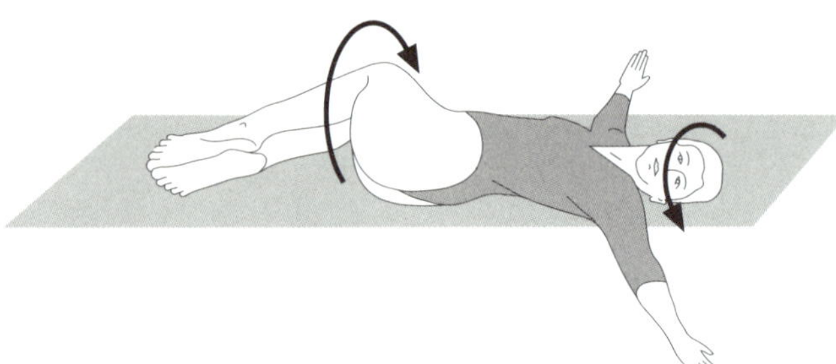

hin ausführen – also die Knie nach rechts und den Kopf nach links; abwechselnd jeweils dreimal.

2. Fersensitz: Mit beiden Beinen nebeneinander hinknien, das Gesäß nach hinten auf die Fersen senken; den Oberkörper mit den ausgestreckten Armen so weit wie möglich nach vorn strecken; etwa zehn Sekunden lang.

Der Fersensitz bei nach vorn gestrecktem Oberkörper ist eine gute Dehnübung

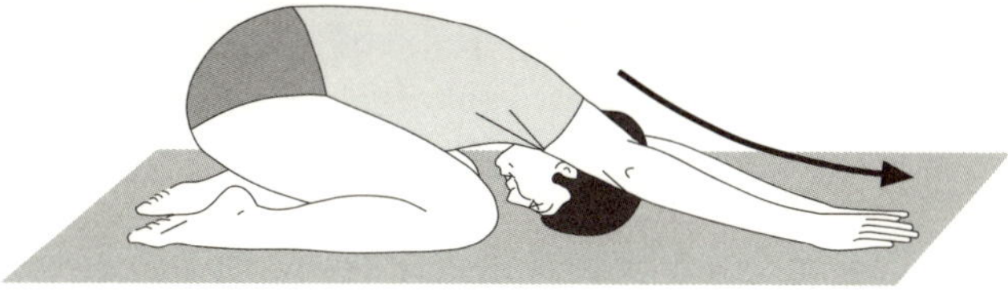

3. Vierfüßlerstand: Mit beiden Beinen nebeneinander hinknien, den Oberkörper waagerecht nach vorn beugen und ihn mit beiden Händen senkrecht nach

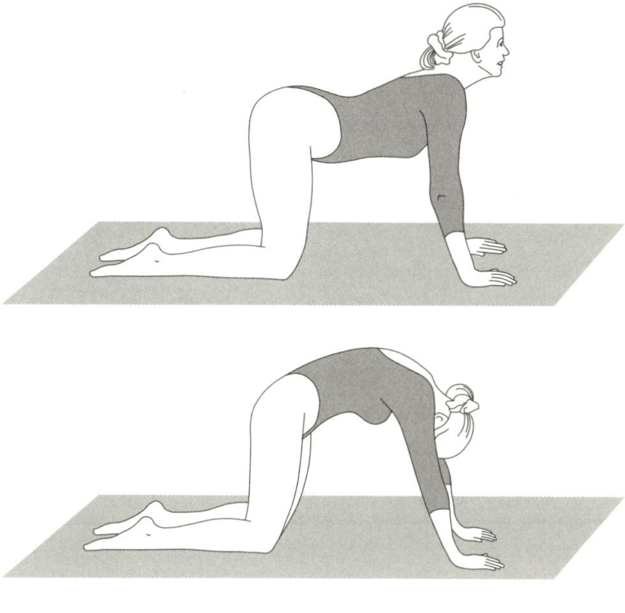

Abwechselnd einen »Katzenbuckel« machen

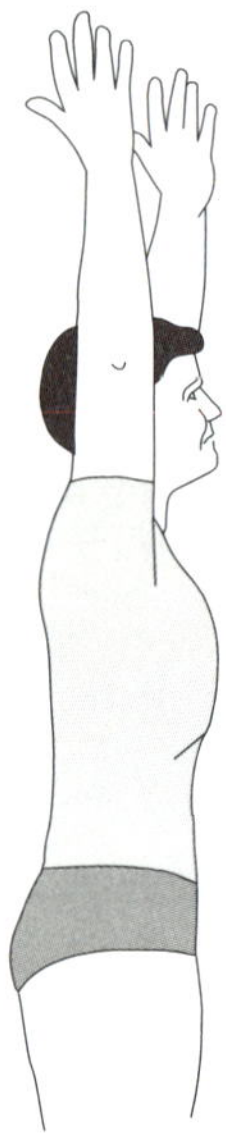

Beide Arme gleichzeitig heben und hängenlassen

unten abstützen; die Wirbelsäule abwechselnd nach oben und nach unten durchdrücken; insgesamt fünfmal.

4. Schulter-Arm-Übung 1: Aufrecht hinstellen, die Beine in Schulterbreite auseinander; erst beide Arme gleichzeitig etwa zehn Sekunden lang möglichst weit nach oben strecken, so daß die Oberarme an den Ohren anliegen, und dabei auf maximale Dehnung achten, sie dann ebenso lange locker hängen lassen; jeweils dreimal.

5. Schulterkreisen: Dieselbe Stellung beibehalten; die Schultern so weit wie möglich nach oben ziehen, sie zuerst nach hinten bewegen und dabei die Schulterblätter zusammenziehen, dann die Schulter so weit wie möglich nach unten drücken; danach die gleichen Bewegungen ausführen, indem die Schultern nach vorn bewegt werden. Abwechselnd jeweils zweimal; die Bewegungen langsam, aber fließend.

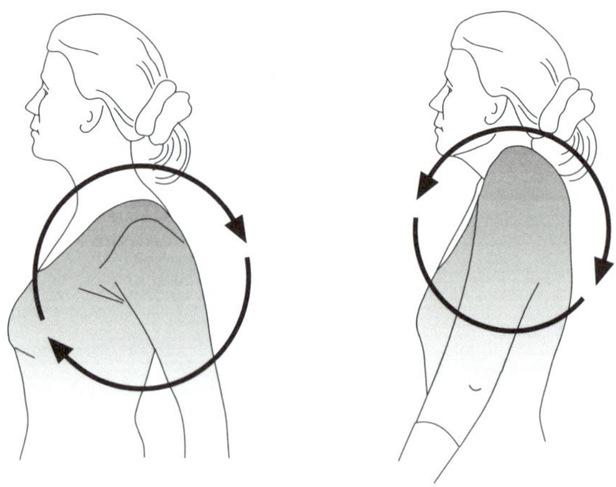

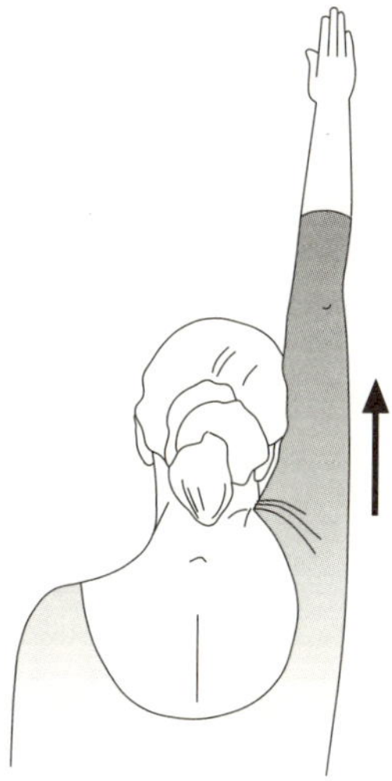

6. Schulter-Arm-Übung 2: Dieselbe Stellung beibehalten; einen Arm locker hängen lassen, den anderen so weit wie möglich nach oben strecken und dann die Schulter noch anheben; dieselbe Übung mit dem anderen Arm ausführen; abwechselnd jeweils zweimal.

7. Kopfkreisen: Dieselbe Stellung beibehalten; den Kopf nach vorn neigen, ihn ganz langsam (das ist wichtig!) kreisend bewegen, erst links herum, dann rechts herum; abwechselnd jeweils zweimal. Keine Angst, falls dabei Knirschen, Knacken und Reibegeräusche zu hören sind – das ist anfangs ganz normal und gibt sich mit der Zeit.

Wichtig: Mit dem Kopf ganz langsam kreisen!

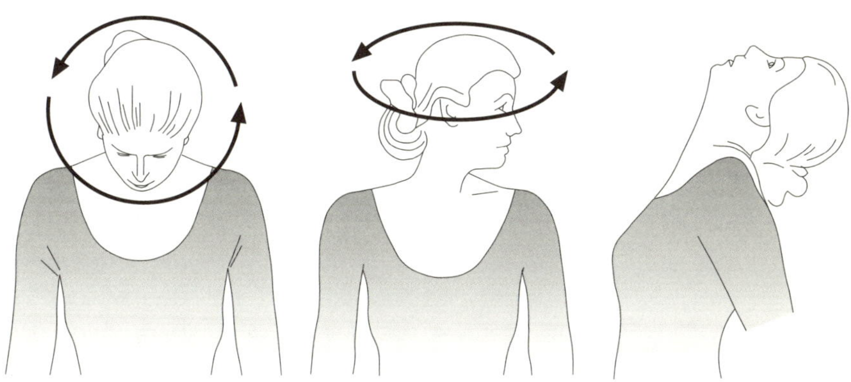

8. Kniebeugen: Vor der Schmalseite einer geöffneten Tür in etwa 40 Zentimetern Abstand aufrecht hinstellen, mit jeweils zwei Fingern der Hände links und rechts an der Türklinke festhalten; erst den Kopf senken und langsam in die Hocke gehen, wobei die Fersen fest am Boden bleiben; dann den Kopf heben und den Körper aufrichten; vier- bis fünfmal wiederholen.

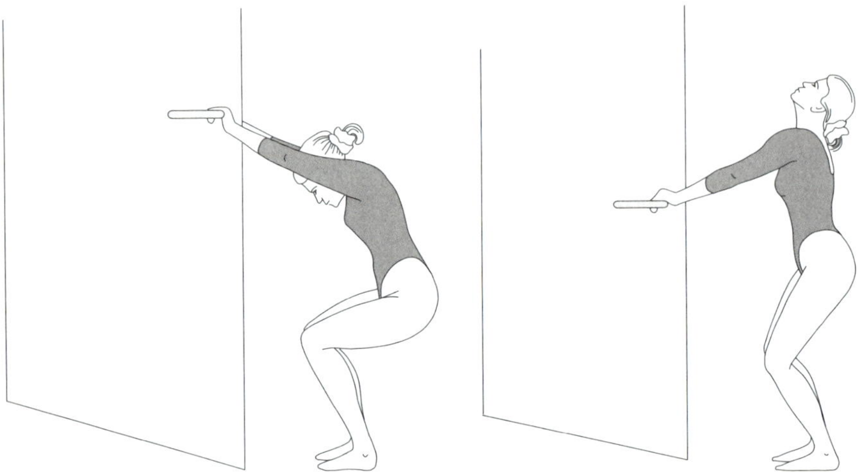

Diese Übung kann im Sitzen oder Stehen gemacht werden

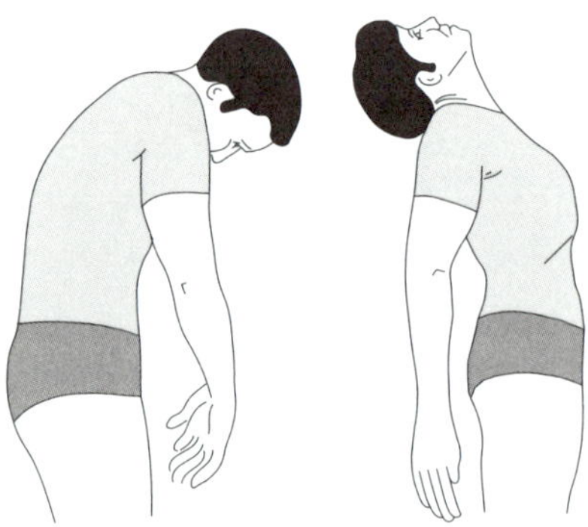

9. Katzenbuckel: Aufrecht hinsetzen oder hinstellen; erst die Schultern nach vorn nehmen, das Kinn auf die Brust drücken, die Arme fest an den Körper ziehen; dann den Kopf und die

Schultern langsam nach hinten bewegen, gleichzeitig die Arme ausbreiten und die Wirbelsäule nach vorn zu einem Hohlkreuz durchdrücken; vier- bis fünfmal wiederholen.

Atmen nicht vergessen!

10. Sand schaufeln: Aufrecht hinstellen; den Oberkörper mit den Armen voran möglichst weit nach unten beugen; erst den Kopf nach oben heben, dann den Oberkörper aufrichten und währenddessen die Wirbelsäule zu einem Hohlkreuz durchdrücken, abschließend den Kopf weit nach hinten strecken; vier- bis fünfmal wiederholen.

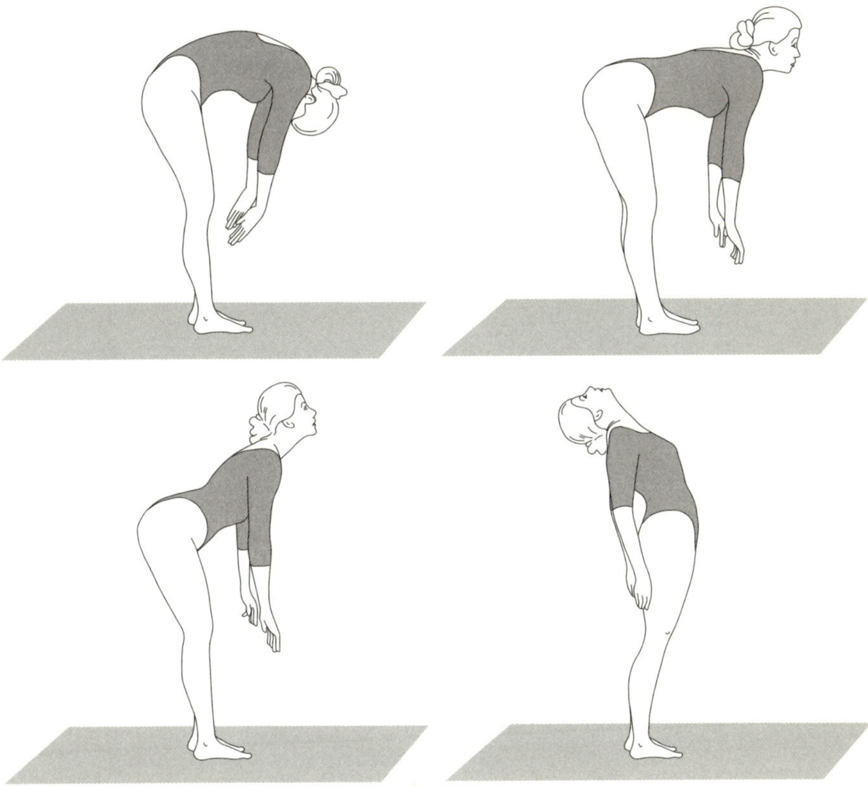

So kommt das Becken in Bewegung

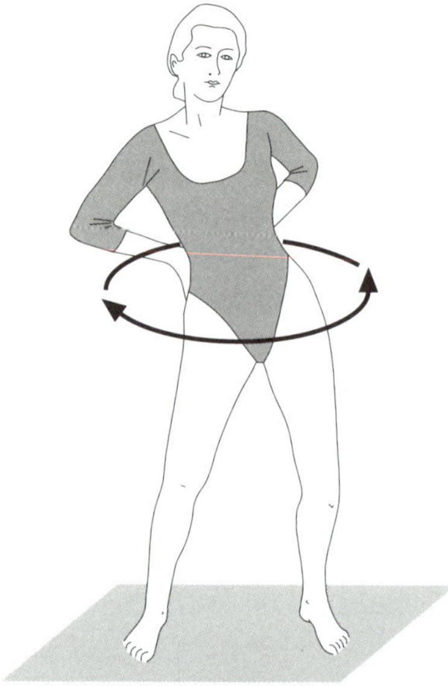

11. Hula-Hoop: Mit etwa 30 bis 40 Zentimeter weit gespreizten Beinen hinstellen, beide Hände in die Taille stützen; mit dem Becken ganz langsam kreisen, erst links herum, dann rechtsherum, den Kopf dabei möglichst nicht bewegen; abwechselnd jeweils zweimal.

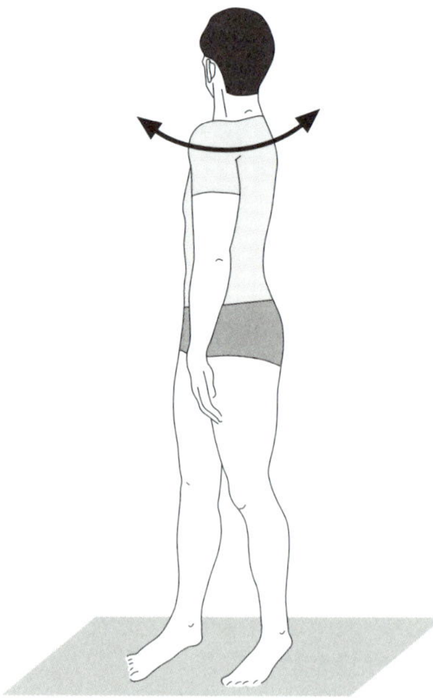

12. Umdrehen: Dieselbe Stellung beibehalten; den Oberkörper nach oben strecken, soweit wie möglich zur Seite drehen und mit dem Kopf ganz zur Seite schauen; erst nach links, dann nach rechts; abwechselnd jeweils zweimal.

13. Zur Seite neigen: Dieselbe Stellung beibehalten; den Oberkörper samt Kopf soweit wie möglich zur Seite neigen; erst nach links, dann nach rechts; abwechselnd jeweils zweimal.

Die Seitbeuge dehnt den ganzen Körper

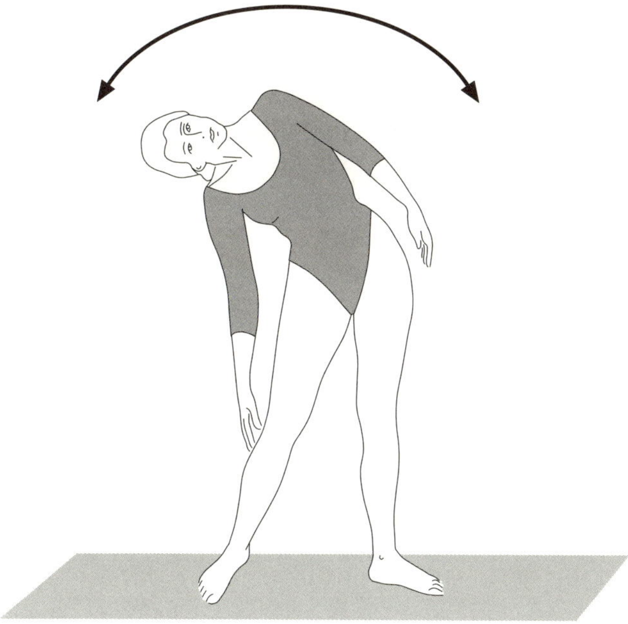

14. Finger- und Handgelenkübungen: Ⓐ Erst ein Handgelenk mit der anderen Hand fest umfassen und es langsam kreisen lassen; erst nach links, dann nach

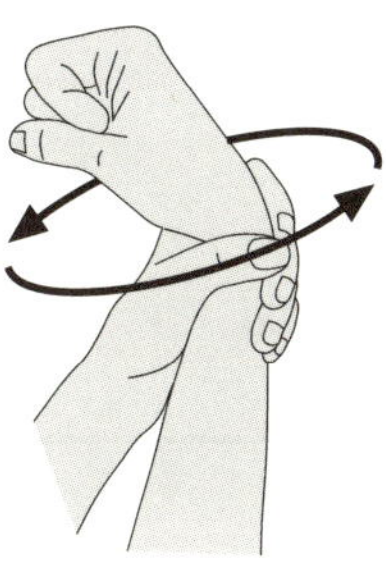

Ⓐ

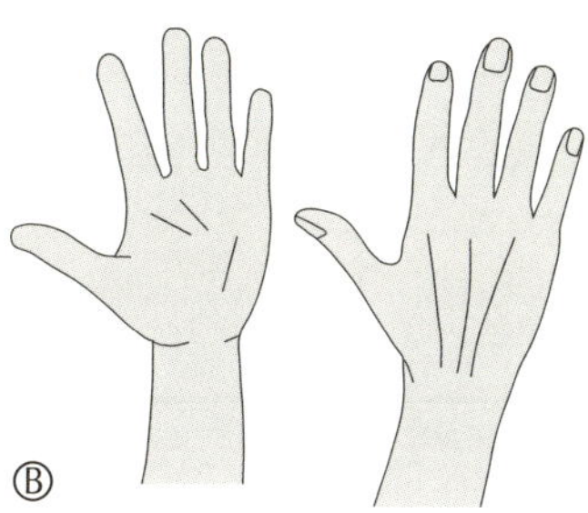

Ⓑ

Auch die Finger und Handgelenke brauchen Training

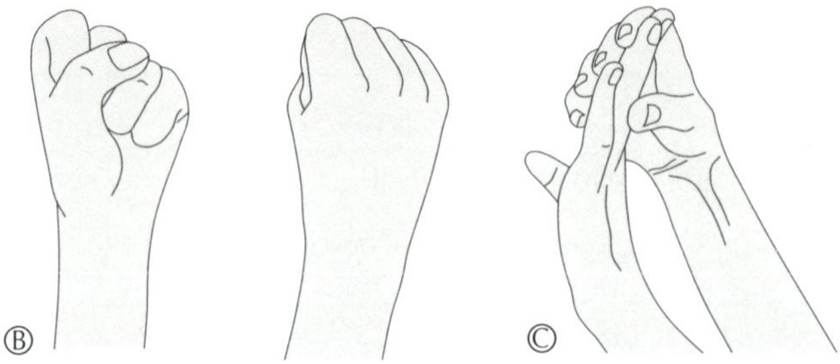

rechts; dann dieselbe Übung mit dem anderen Handgelenk ausführen; abwechselnd jeweils zweimal. Ⓑ Die Finger beider Hände strecken und spreizen und dann langsam zur Faust ballen; jeweils zweimal. © Hinterher die gestreckten Finger etwas nach hinten drücken und sie dabei leicht überdehnen. Zum Abschluß die Finger leicht massieren.

15. Rückenstärkung: Auf den Bauch legen, die Füße unter einen Schrank stecken oder sie vom Partner festhalten lassen; den Oberkörper mit den Händen abstützen, bis etwa zehn Zentimeter Höhe erreicht sind, und ihn dann allein mit Muskelkraft soweit wie möglich aufrichten; ist das erreicht, den Oberkörper wieder bis etwa zehn Zentimeter über den Boden absenken und ihn dann erneut soweit wie möglich aufrichten; insgesamt zehnmal.

Mehr Muskelkraft für mehr Gesundheit

Diese Übung ist in dreifacher Hinsicht eine Ausnahme. Erstens: Sie ist die einzige Übung aus dem Van-dong-Programm, die Kraft erfordert; sie erreicht eine Stärkung der Rückenmuskulatur und hat darüber große Wirkung auf Wirbelkörper und Bandscheiben. Zweitens: Sie muß in der Regel nicht an jedem Tag ausgeführt werden, einmal in der Woche genügt zum Gesundbleiben. Drittens: Sie kann selbst dann noch

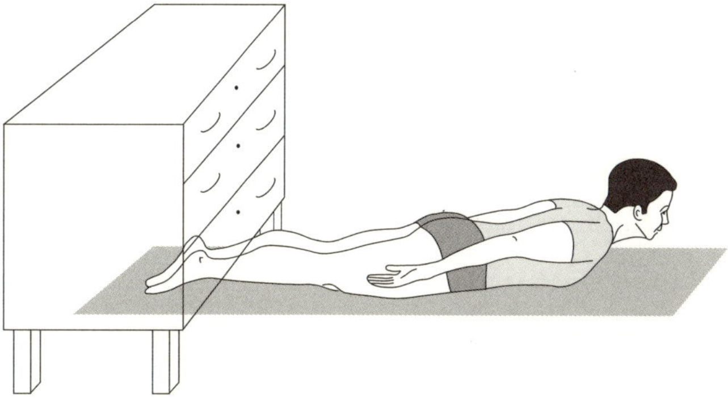

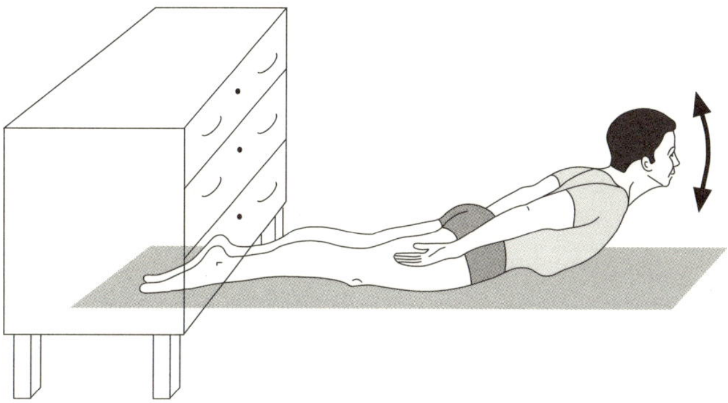

helfen, wenn bereits Probleme mit der Wirbelsäule bestehen und schon Schmerzen aufgetreten sind; dann allerdings ist sie täglich auszuführen, und zwar bis zu 30mal.

Übrigens: Schmerzen sind zwar ein Anzeichen dafür, daß etwas nicht in Ordnung ist; sie sind aber kein Anlaß dafür, sich nicht mehr zu bewegen. Im Gegenteil: Diese Übung zur Rückenstärkung kann zur Selbstheilung verhelfen, indem sie mit der Kraft der körpereigenen Muskulatur und durch große Vakuumkräfte der Wirbelgelenke leicht von der Normalstellung abgewichene Wirbelkörper oder Bandscheiben wie-

Diese Übung verhilft zur Selbstheilung

der in die gesunde Position zwingt und damit die Ursache für die Schmerzen auf ganz natürliche Weise rechtzeitig beseitigt.

Gesunde Verhaltensweisen, welche die Wirbelsäule schonen

Ein großer Nutzen ohne großen Aufwand

Degenerative Veränderungen der Wirbelsäule sind zwar nicht zu verhindern, aber sie sind wesentlich zu vermindern, und je länger sie hinausgeschoben werden können, desto länger bleibt die Wirbelsäule gesund. Dafür sind kein großer Aufwand und überhaupt keine Geräte erforderlich. Dieses Ziel ist allein durch richtiges Verhalten zu erreichen. Unerläßlich dafür ist es, die folgenden Empfehlungen zu befolgen, die insbesondere darauf ausgerichtet sind, die Bandscheiben zu schonen und gesund zu erhalten.

- Öfter die Körperhaltung wechseln: bei sitzender Beschäftigung in jeder Stunde mindestens einmal aufstehen und umhergehen, währenddessen den Oberkörper strecken, den Rumpf drehen, die Arme hin- und herschwingen. Bei stehender Beschäftigung zwischendurch immer wieder ein paar Schritte auf der Stelle machen sowie den Rumpf beugen und drehen. Bei längerem Stehen nicht beide Beine gleichzeitig belasten, sondern abwechselnd jeweils ein Bein etwas höher stellen als das andere, am besten auf eine Fußbank.
- Sich regelmäßig Bewegung verschaffen: drei- bis viermal in der Woche jeweils mindestens 30 Minuten lang körperlich aktiv sein. Bereits Spazierengehen mit flottem Schritt, das sogenannte Walking, genügt; wirksamer noch sind Aerobic, Gymnastik,

Leichtathletik und Ballspiele. Beim Schwimmen kommt es auf den Stil an: Nur Schwimmen in der Rückenlage schont die Wirbelsäule, während Brustschwimmen mit erhobenem Kopf und Hohlkreuz sie vermehrt belastet und deshalb zu vermeiden ist. Das gleiche gilt für den Schmetterlings- oder Delphinstil, und Kraulschwimmen ist wegen der ständigen Hin- und Herbewegungen des Kopfes nicht zu empfehlen.

Rückenschwimmen belastet die Wirbelsäule weniger

- Übergewicht unbedingt abspecken: Jedes Kilogramm zuviel belastet nämlich die Bandscheiben übermäßig und zerrt an der stützenden Rückenmuskulatur.
- Eine gesunde Sitzhaltung einnehmen: Den Oberkörper immer aufrecht zu halten gelingt am besten auf einem Sitz, der sowohl eine schulterhohe Rückenlehne mit Stützen für Lende und Becken hat als auch seitliche Lehnen, auf die man beide Arme legen kann.
- Richtig heben: Ganz nahe an die Last herantreten, mit gestrecktem Rücken in die Hocke gehen, die Last mit beiden Händen packen und sich mit ihr langsam aufrichten, dabei nicht den Körper drehen.
- Richtig tragen: Die Last gleichmäßig auf beide Hände verteilen, sie möglichst nahe am Körper tragen und die Wirbelsäule immer gerade halten. Wird die Last mit beiden Händen getragen, sollte zum Ausgleich ein Hohlkreuz gemacht werden.
- Schuhe mit flachen Absätzen tragen: Das betrifft vor allem die Frauen. Sie sollten möglichst selten in Schuhen mit Absätzen von mehr als vier Zentimetern Höhe laufen. Dabei wird nämlich der Schwerpunkt des Körpers derart verlagert, daß das Becken

In flachen Schuhen läuft man gesünder

gekippt und das Hohlkreuz verstärkt und dadurch die Belastung der Bandscheiben noch vergrößert wird. Das gleiche gilt für das Bergabgehen.

Auf einer harten Matratze schläft man gesünder

- Das richtige Bett kaufen: Es sollte eine feste, nur wenig nachgebende Matratze haben, damit die Wirbelsäule während des Schlafes möglichst gerade bleibt. Das Kopfkissen sollte nur so hoch sein, daß es in Seitenlage den Höhenunterschied zwischen Schulter und Wange ausgleicht und dadurch verhindert, daß die Halswirbelsäule gekrümmt wird.
- Richtig schlafen: am besten auf der Seite mit angewinkelten Armen und Beinen. Nach dem Erwachen nicht gleich aus dem Bett springen, sondern zuvor die Grundübungen aus dem Van-dong-Programm ausführen oder zumindest erst kurz auf der Bettkante sitzen bleiben und dann langsam den Körper aufrichten. Bei akuten Beschwerden, die von der Wirbelsäule ausgehen, empfiehlt es sich zwar, auf einer harten Unterlage zu schlafen. Aber der bloße Fußboden ist dafür ungeeignet, weil er Druckstellen verursacht. Richtig ist es in diesem Fall, auf dem Fußboden mehrere Decken übereinanderzulegen und sich darauf zu betten. Am besten liegt man in der »Embryo-Stellung« oder in der »analgetischen Position«, wobei Schmerzen am erträglichsten sind, und zwar in Rückenlage mit so vielen Kissen unter den Beinen, daß diese in einem Winkel von etwa 90 Grad angewinkelt sind.

Was man tun und was man lassen sollte

- Kleine Tips und Tricks nutzen: Aus Erfahrung gut für die Wirbelsäule sind die folgenden Verhaltensweisen.

  Kurz vor dem Husten oder Niesen den Kopf nach unten drücken, die Arme vor der Brust verschrän-

ken und den Bauch leicht einziehen; diese Körperhaltung erspart der Wirbelsäule kurzfristige starke Belastungen.
Beim gebückten Arbeiten, zum Beispiel im Garten, immer ein Bein vorstellen und sich mit einer Hand auf dem Oberschenkel abstützen bzw. sich hinknien.
Beim Telefonieren niemals den Hörer zwischen Kopf und Schulter klemmen.
Sich beim Zähneputzen stets mit einer Hand am Rand des Waschbeckens abstützen und ein Bein vor das andere stellen.
Jeden Morgen duschen, aber nicht mit eiskaltem Wasser, sondern mit warmem. Zum Abschluß den Körper mit 16 bis 18 Grad warmem Wasser (so kühl wie Trinkwasser) abduschen, dabei im Gesicht beginnen, dann den Strahl über Füße, Hände, Brust führen und schließlich kurz über den Rücken. Dadurch wird die körpereigene Temperaturregulation wieder auf ein Normalmaß eingestellt und das gefährliche Nachschwitzen verhindert, welches zu einer örtlichen Unterkühlung führt, die sowohl der Rückenmuskulatur schaden als auch eine Erkältung begünstigen kann.

Wie man beim Duschen die körpereigene Temperaturregulation anregt

Grundsätzlich eine gesunde Ernährung einhalten: mehr Vollkornprodukte, Obst und Gemüse (wegen der Vitamine und Mineralstoffe), weniger Fleisch und tierische Fette, wenig Weißmehlprodukte und Zucker, zwei bis drei Liter Wasser pro Tag.

Wenn nur noch der Arzt helfen kann

Und noch etwas sollten Sie bedenken: Vorbeugung und Selbsthilfe haben ihre Grenzen, die beim Auftreten bestimmter Symptome erreicht sind. Sie sollten deshalb unbedingt einen Arzt aufsuchen, falls

Wann die Grenzen der Selbsthilfe erreicht sind

- Schmerzen über mehrere Tage oder Wochen andauern;
- sich bestehende Schmerzen verschlimmern;
- beim Husten oder Niesen Schmerzen in Arme oder Beine ausstrahlen;
- bei Bewegungen Schmerzen in Arme oder Beine ausstrahlen;
- es in Armen oder Beinen zu Empfindensstörungen oder Lähmungserscheinungen kommt;
- Probleme beim Wasserlassen oder Stuhlgang auftreten (das ist ein Notfall, der sofortiger Hilfe bedarf).

4 Patientengeschichten: So hilfreich ist die Ong-song-Therapie

Die besten Beweise für die Wirksamkeit der Ong-song-Therapie sind die Geschichten der Patienten, die damit behandelt worden sind. Aus der Vielzahl der Fälle in meiner Praxis habe ich einige Beispiele ausgewählt. An ihnen werde ich auf den folgenden Seiten demonstrieren, wie verschiedenartig Schmerzzustände und Erkrankungen von der Wirbelsäule her entstehen und verlaufen können und wie hilfreich gerade bei diesen Betroffenen die Ong-song-Therapie sein kann.

Häufig werde ich gefragt, was denn das Besondere an der Ong-song-Therapie sei. Es ist die Kombination aus der aktiven Mitarbeit des Patienten (sowohl während der Behandlungen als auch dazwischen mit den Übungen des Van-dong-Programms) und aus der gezielten Unterstützung durch den Therapeuten, erkläre ich dann. Das ist zugleich die Antwort auf die in der Regel darauffolgende Frage nach den Ursachen für die guten Erfolge der Ong-song-Therapie.

Die Ong-song-Therapie erreicht bei 70 Prozent der Patienten völlige Heilung oder wesentliche Besserung

In diesem Zusammenhang warne ich stets vor einer Überschätzung der von mir entwickelten Behandlungsmethode. Selbstverständlich ist sie kein Allheilmittel, das in allen Fällen wahre Wunder vollbringt. Bei etwa 70 Prozent der Patienten jedoch konnte ich mit ihrer Hilfe eine völlige Heilung bzw. wesentliche Besserung erreichen. Sie alle waren zuvor jahrelang von anderen Ärzten mit anderen Methoden erfolglos behandelt worden. Man hatte ihnen schließlich erklärt, daß leider nichts gegen ihre Krankheit zu machen sei und daß sie mit den Schmerzen und Beschwerden leben müßten. Für diese Patienten war die Ong-song-Therapie gewissermaßen ein letzter Strohhalm, nach dem sie in ihrer Not griffen. Alle, denen ich doch noch helfen konnte, empfanden das unbeschreiblich schöne Gefühl, endlich wieder frei von Schmerzen zu sein. Nur wer gleiches durchleben mußte, kann nachempfinden, was das bedeutet.

Hoffnung für viele falsch informierte Kranke

Mein Anliegen ist es, daß durch die Beispiele der Patientengeschichten möglichst viele falsch informierte Kranke erfahren, daß ihnen sehr wahrscheinlich doch noch geholfen werden könnte. Begrüßenswert wäre es auch, wenn meine ärztlichen Kollegen endlich Kenntnis von der Ong-song-Therapie erhalten würden – sei es durch dieses Buch oder auf dem Umweg über ihre Patienten.

Hilfe bei Krankheiten, die von der Halswirbelsäule ausgehen

Veränderungen der Halswirbelsäule können die verschiedensten Erkrankungen verursachen. Oftmals leiden die Betroffenen nicht nur unter einem dominierenden Symptom, sondern zugleich unter weiteren Beschwerden, die in anderen Organen oder an anderen Körperstellen auftreten. Weil in Hals und Nacken die Nerven und Blutgefäße auf sehr engem Raum neben den Wirbeln und zum Teil zwischen der Muskulatur verlaufen, werden sie von Veränderungen hier eher in Mitleidenschaft gezogen als im Bereich von Brust- und Lendenwirbelsäule, und auch die Folgen sind zumeist schwerwiegender.

Hals und Nacken – eine Engstelle, die große Probleme bereiten kann

Kopfschmerzen: Warum die eigentliche Ursache so häufig nicht erkannt wird

Es gibt etwa 165 verschiedene Ursachen von Kopfschmerzen, einige davon sind Veränderungen im Bereich der Halswirbelsäule. Diese Fälle sind zwar sehr häufig, werden aber von den meisten Ärzten noch immer zuwenig bedacht. Insbesondere wenn die oberen Segmente der Halswirbelsäule nicht mehr voll beweglich sind und die Muskulatur von Schulter und Nacken verspannt ist, gehen von dort Schmerzen aus. Sie werden vor allem als Kopfschmerzen im Bereich der Stirn, der Schläfen und der Stirnhöhlen im Gesicht wahrgenommen. Sie können bei bestimmten Körperhaltungen auftreten, zum Beispiel bei langem Sitzen vor der Schreibmaschine bzw. vor dem Computer oder beim Bücken, sowie durch verschiedene Anlässe wie Drehen, Neigen oder Strecken des Kopfes, starker Streß und plötzlicher Wetterwechsel ausgelöst werden. Sie können zumindest anfangs nur zu bestimmten Tageszeiten auftreten und nach Einnahme von Schmerztabletten vergehen; wird jedoch ihre eigentliche Ursache nicht beseitigt, werden sie häufiger, hartnäckiger und schlimmer. Kopfschmerzen, die von der Halswirbelsäule ausgehen, sind oftmals verbunden mit Schmerzen in Schulter, Arm, Hand und Fingern. So war das auch in dem Fall einer

Oft sind Kopfschmerzen auf Veränderungen der Halswirbelsäule zurückzuführen

Dame aus Wien, die mich in meiner Praxis in Budapest aufsuchte.

Anfangs war es nur Kopfweh am Morgen

Die Patientin, 48 Jahre alt, hatte mit 30 ihr zweites Kind bekommen. Fünf Jahre später wurde sie erstmals von Kopfschmerzen geplagt. Damals waren diese noch mäßig stark, sie traten nur morgens nach dem Aufstehen auf und waren auf den Bereich der Stirn begrenzt; hinzu kam ein gelegentliches Ansteigen des Blutdrucks. Der Arzt, den die Frau konsultierte, sah im letzteren Symptom die Ursache der Kopfschmerzen und verordnete blutdrucksenkende Arzneimittel. Sie blieben wirkungslos, die Beschwerden ließen sich nur mit Schmerztabletten lindern.

Die erste Diagnose war falsch

Später kamen Schmerzen in der Nacht hinzu

Etwa im Alter um 40 änderte sich das Krankheitsgeschehen. Die Schmerzen traten nun nicht länger nur am Morgen, sondern in unregelmäßigen Abständen den ganzen Tag und sogar in der Nacht auf, so daß die Frau von ihnen des öfteren aus dem Schlaf gerissen wurde. Sie erfaßten nun auch die linke Schläfe und zogen sich von dort langsam zur Stirn. Beim Aufstehen und anderem plötzlichen Wechsel der Körperhaltung wurde der Frau schwindlig, und ihr Blutdruck schwankte beträchtlich. Nun stellte auch der Arzt eine andere Diagnose: Migräne. Sie stützte sich darauf, daß es bereits einmal einen solchen Fall in der Familie gegeben hatte. Dementsprechend wurden andere Medikamente verordnet. Auch sie nutzten nichts, im Gegenteil. Die Kopfschmerzen wurden quälender, weitere Beschwerden wie Appetitlosigkeit und Brechreiz kamen hinzu. Als die Frau 45 Jahre alt war, folgte die nächste Diagnose: Wechseljahrbeschwerden. Auch sie war falsch. Diese Fehldiagnose ist recht häufig, weil bei vielen Frauen das Auftreten der von der Halswirbelsäule ausgelösten Beschwerden und das Aussetzen der Monatsblutung (Menopause) zeitlich zusammenfallen. Die entsprechende Therapie mit Hormonpräparaten bleibt zwangsläufig ohne Erfolg, das Leiden dauert an, und die Beschwerden verschlimmern sich. Das war auch bei der Patientin aus Wien der Fall. Ihre Kopfschmerzen wurden noch stärker, die Muskeln von Nacken und Schultern verspannten und verhärteten sich. Sie konnte den Kopf nicht mehr richtig bewegen, und nachts erwachte sie häufig mit einem unangenehmen Gefühl in der linken Hand, weil deren kleiner Finger und der Ringfinger »eingeschlafen« waren.

Vor allem in den Wechseljahren werden bei Frauen häufig Fehldiagnosen gestellt und falsche Therapien verordnet

Der wahre Grund lag weit zurück

Alle diese Symptome hatten ihre Ursache in Veränderungen der Halswirbelsäule. Dieser begründete Verdacht wurde durch die Anamnese erhärtet: Die Patientin war im Mädchenalter beim Rollschuhlaufen schwer gestürzt und so unglücklich auf den Kopf gefallen, daß sie eine Gehirnerschütterung davongetragen hatte. Die akuten Symptome waren zwar vergangen, aber es hatten sich bleibende Schäden der Wirbelsäule entwickelt. Die körperliche Untersuchung ergab unter anderem, daß die Beweglichkeit des Kopfes erheblich eingeschränkt war. Mitgebrachte Röntgenaufnahmen zeigten schwerwiegende Veränderungen: Die Halswirbelsäule hatte ihre natürliche Wölbung verloren, an vielen Stellen waren knöcherne Neubildungen entstanden, und mehrere Wirbelgelenke waren entzündet.

Wie ein Sturz die Wirbelsäule veränderte

Nach diesem Befund richtete sich die Behandlung. Sie erfolgte zunächst mit entzündungshemmenden Mit-

Mit den Kopfschmerzen verschwanden auch Bluthochdruck und »Einschlafen« der Finger

teln, danach mit der Ong-song-Therapie. Sie dauerte drei Wochen und erreichte einen großen Erfolg: Die Kopfschmerzen vergingen und traten auch nicht wieder auf; das gleiche gilt für die Schwankungen des Blutdrucks und für das »Einschlafen« der Finger. Die Patientin kann seitdem den Kopf viel besser drehen und wenden als zuvor, auch die Nacken- und Schultermuskulatur ist entspannt und bereitet ihr keine Beschwerden mehr.

Migräne: Wie die Attacken durch die Ong-song-Therapie seltener werden

Um es gleich vorweg zu sagen: Zu heilen ist Migräne nicht, jedoch wesentlich zu lindern. Denn ihre Ursache ist offensichtlich eine angeborene Veranlagung, die den sogenannten Hirnstamm krankhaft überempfindlich reagieren läßt auf bestimmte Auslöser, und diese Veranlagung läßt sich nun einmal leider nicht beseitigen.

Es gibt sehr viele Auslösefaktoren

Der Hirnstamm liegt zwischen Rückenmark und Großhirn und ist eine wichtige Steuerzentrale für viele Lebensfunktionen. Die Auslöser sind »Triggerfaktoren«, die den Hirnstamm in ungewöhnliche Erregung versetzen; dadurch werden körpereigene Regulationsvorgänge gestört und letztendlich die charakteristischen halbseitigen Kopfschmerzen der Migräne ausgelöst. Aus diesem Zusammenhang ergibt sich eine große Chance für alle Betroffenen: Werden die Triggerfaktoren der Migräne gemieden, kommt es nicht zu den Attacken der Kopfschmerzen samt ihrer quälenden Begleitsymptome. Zu den Triggerfaktoren gehören unter anderem psychische Überlastung, körperliche Überforderung, Hitze und Kälte, Nahrungsmittel wie Schokolade, verschiedene Käsesorten, alkoholische Getränke – und auch Durchblutungsstörungen des Gehirns und der Hirnhaut, deren Ursache wiederum Veränderungen der Halswirbelsäule sein können. Werden die Veränderungen der Halswirbelsäule mit der Ong-song-Therapie beseitigt, werden die Attacken der Migräne zumindest seltener auftreten.

Die Patientin war erst 24 Jahre alt und hatte doch schon seit elf Jahren regelmäßig unter Migräne zu leiden. Zum ersten Mal waren die starken Kopfschmerzen drei Tage vor ihrer ersten Monatsblutung (Menarche) aufgetreten.

Östrogene haben großen Einfluß auf die Migräne

Ein solches Zusammentreffen ist nicht rein zufällig: Die Menarche ist ein Anzeichen dafür, daß im Körper weibliche Geschlechtshormone produziert werden, und diese Östrogene haben erwiesenermaßen Einfluß auf die Migräne. Bis zur Pubertät ist diese Erkrankung nämlich bei Mädchen und Jungen in etwa gleich häufig anzutreffen, danach bei den Frauen eindeutig häufiger.

Die Schmerzen kamen immer wieder

Von nun an wiederholte sich dasselbe einmal in jedem Monat. Drei bis fünf Tage vor Beginn der Menstruation setzten pochende und hämmernde Schmerzen in der linken Seite des Kopfes ein. Hinzu kamen unangenehme Begleitsymptome wie starkes Schwitzen auf der Stirn und an den Händen sowie ein Gefühl der Niedergeschlagenheit und eine Überempfindlichkeit gegenüber Geräuschen, so daß die junge Frau in ein stilles Zimmer flüchtete und sich nichts anderes wünschte, als in Ruhe gelassen zu werden. Sehr häufig begannen die Attacken, wenn sie gerade in der Schule war.

Ein Heißhunger auf Süßes kündigte die nächste Migräneattacke an

Der Hausarzt tat das, was in diesen Fällen gemeinhin getan wird. Er verschrieb schmerzstillende Medikamente, die möglichst beim Auftreten der Beschwerden angewendet werden sollen. Sie waren der jungen Frau keine wirksame Hilfe. Im Laufe der Jahre wurden die Kopfschmerzen heftiger, und im Alter um die 20 waren bei ihr charakteristische Besonderheiten der Migräne ausgeprägt. Am Tag bevor die Kopfschmerzen wiederkamen, kündigten sie sich durch Vorboten (Prodromi) an. Oftmals war das ein Heißhunger auf Süßigkeiten, der jedoch nach wenigen Bissen bereits gestillt war. Etwa eine Stunde vor Einsetzen der Kopfschmerzen traten Vorzeichen (Aura) auf. Am häufigsten waren es Sehstörungen in einem Auge, die als Flimmern, Schleier und Schlieren oder als eine sternförmige Figur mit gezackten, bunt flimmernden Rändern erschienen. Nur einen Nutzen hatte die junge Frau davon. Sie wußte, daß die Kopfschmerzen beginnen würden, sobald die Vorzeichen von selbst vergangen waren, und konnte deshalb rechtzeitig die Medikamente einnehmen.

Schuld waren veränderte Halswirbel

In der Zwischenzeit hatte sie Hilfe bei anderen Methoden gesucht, doch auch Chiropraktik, Akupunktur und Homöopathie besserten ihren Zustand nicht. Mich suchte die Patientin auf, um nichts unversucht zu lassen, wie sie freimütig sagte. Die Anamnese erbrachte keine Angaben über Verletzungen in der Kindheit, wohl aber Klarheit über eine Veranlagung zur Migräne – eine Großmutter hatte ebenfalls darunter gelitten. Die körperliche Untersuchung ergab deutliche Veränderungen der Halswirbelsäule, welche die Wirbel-Arterie (Arteria vertebralis) eingeengt und darüber eine Durchblutungsstörung des Gehirns verursacht hatten – als einen möglichen Triggerfaktor der Migräne. Mit der Ong-song-Therapie ließen sich die Verspannungen der Muskulatur lösen und die Beweglichkeit von Wirbeln wiederherstellen, infolgedessen wurde die Wirbel-Arterie vom Druck befreit und die Durchblutung wieder verbessert.

Die Ong-song-Therapie beseitigte die Auslöser der Migräne

Weil dadurch ein Auslöser beseitigt war, wurden die Attacken der Migräne seltener, und wenn sie auftraten, dann waren die Beschwerden milder. Diese Entwicklung zum Besseren wurde durch einen weiteren Faktor unterstützt: Je seltener die Migräne auftritt, desto schwerer ist sie künftig auszulösen; die Anfälligkeit dafür wird geringer, und die Zeiten ohne Beschwerden werden zunehmend länger. Darüber hinaus empfahl ich der Patientin, auch andere Triggerfaktoren zu meiden, vor allem den großen Streß, dem sie bei ihrer Tätigkeit als Stewardeß durch unregelmäßige Arbeitszeiten, weite Flüge und wechselnde Klimate ausgesetzt war. Sie ließ sich in ein Stadtbüro der Fluggesellschaft versetzen und führt seitdem ein wesentlich ruhigeres Leben, in dem sie nicht länger einmal im Monat, sondern nur noch etwa einmal im halben Jahr unter Migräne zu leiden hat – und das längst nicht mehr so schlimm wie zuvor.

Ein guter Rat für Migräneanfällige: Streß meiden!

Schwindel und Ohrgeräusche: Welche Folgen ein Knacken im Nacken haben kann

Die beiden Symptome treten häufig gemeinsam auf, weil beide die Folge von Veränderungen der Halswirbelsäule sein können. Sowohl das Schwindelgefühl, bei dem sich die Welt rundherum zu drehen scheint, als auch ein Rauschen, Summen, Brummen, Pfeifen oder Zischen im Ohr können durch bestimmte Stel-

Eine falsche Haltung genügt, um die Beschwerden auszulösen

lungen von Kopf und Hals oder durch plötzliche Bewegungen ausgelöst werden. Beide können auch mit Kopfschmerzen sowie mit Schmerzen in Hals, Schulter und Arm verbunden sein. Werden Patienten mit diesen Beschwerden nur vom Neurologen bzw. HNO-Arzt untersucht, wird allzu häufig die wahre Ursache nicht zu ergründen sein und deshalb die Behandlung erfolglos bleiben. Was dagegen mit einer richtigen Diagnose und einer gezielten Therapie zu erreichen ist, möchte ich am Beispiel von zwei Fällen schildern.

Die Patientin war bereits 43 Jahre alt, als sie wegen Schwindelgefühls und Ohrgeräuschen zu mir kam. Die eigentliche Ursache ihrer Beschwerden lag sehr lange Zeit zurück. Im Alter von zwölf Jahren war sie beim Klettern von einem Baum gefallen, und mit 25 war sie auf der Straße so unglücklich gestürzt, daß sie auf den Rücken gefallen und mit dem Kopf aufgeschlagen war. Beide Unfälle hatte sie scheinbar folgenlos überstanden, wenngleich sie nach dem zweiten Sturz eine Woche im Bett bleiben mußte, bis die Kopf- und Rückenschmerzen vergangen waren. Tatsächlich jedoch waren in beiden Fällen Wirbel verletzt worden, und damit wurden Anstöße zu einer Entwicklung gegeben, die viele Jahre später zu Beschwerden führen sollte.

Weil Wirbel verletzt waren, drohte Gefahr noch nach Jahren

Wehe, wenn das Wetter wechselte

Im Alter von 37 Jahren verspürte die Frau erstmals Schmerzen, die sich im Nacken konzentrierten, von dort aus aber auch über den Hinterkopf in die linke Schläfe und Stirn ausstrahlten. Weitere Symptome kamen hinzu. Die Frau wurde extrem wetterfühlig und litt unter starken Schmerzen in Nacken, Schulter und

Unterarm, wenn eine neue Wetterfront nahte. Häufiger noch geschah es, daß sie mit einem »steifen Nacken« erwachte und dann ihren Kopf kaum noch bewegen konnte. Wenn sie plötzlich aus dem Liegen aufstand oder sonstwie ihre Körperhaltung abrupt änderte, wurde ihr kurzzeitig schwindlig.

Weitere Beschwerden kamen dazu

Ihr Arzt bemühte sich zwar redlich, aber er konnte ihre Beschwerden nicht lindern. Sie wurden sogar noch schlimmer. Der Schwindel trat zunehmend häufiger und nun auch in anderen Situationen auf, etwa beim Aufhängen von Gardinen oder wenn sie das Auto rückwärts einparken wollte. Hinzu kamen Ohrgeräusche, die am Tag zwar lauter waren, aber während der Nachtruhe als besonders quälend empfunden wurden. Allzuoft fand die Frau keinen Schlaf, weil ein Rauschen im rechten Ohr störte, sobald sie sich auf die linke Körperseite gedreht hatte. Sie wurde wirklich gründlich untersucht, die Funktion des Gehirns ebenso wie der Zustand des Gehörs, der Cholesterinspiegel ebenso wie der Blutzucker. Alle Untersuchungen blieben ohne Befund, die Behandlung blieb zwangsläufig ohne Erfolg.

Besserung schon nach zehn Tagen

Ein geschulter Blick auf das Röntgenbild hätte für die richtige Diagnose genügt. Es zeigte, daß Halswirbel verschoben, Wirbelgelenke entzündet und an einigen Stellen der Hals- und Lendenwirbelsäule knöcherne Veränderungen entstanden waren. Diese Veränderungen der Wirbelsäule waren die Ursachen der Beschwerden gewesen. Gegen sie richtete sich meine Behandlung. Sie umfaßte neben der Ong-song-Therapie auch bewährte Medikamente gegen die Entzündung sowie Tabletten mit Vitamin B_1 in hohen

In manchen Fällen wird die Ong-song-Therapie durch Vitamine ergänzt – und das mit gutem Erfolg

Dosen, das erfahrungsgemäß hilfreich für geschädigte Nerven ist. Bereits nach zehn Tagen zeigte sich die erhoffte Wirkung. Die Schwindelanfälle und die Ohrgeräusche wurden seltener und erträglicher. Eine Zeitlang traten sie noch bei plötzlicher Änderung der Körperhaltung und bei krassem Wetterwechsel auf. Doch selbst das hat sich inzwischen gegeben, und heute ist die Frau wieder ganz gesund.

Ein schwerer Koffer war der Auslöser

Der andere Fall betrifft einen Mann, der sein sechzigstes Lebensjahr bereits lange hinter sich hatte, jedoch noch sehr gesund und aktiv war und für sein Leben gern Tennis spielte. Das war ihm bis zu dem Tag möglich, an dem er mit großem Gepäck von einer Flugreise zurückkehrte. Als er den schweren Koffer heben wollte, geschah es: erst ein Knacken im Nacken, unmittelbar danach starke Schmerzen hinter dem rechten Ohr! Es erschien dem Mann wie eine Ewigkeit, bis er endlich zu Hause war und sich hinlegen konnte. Am nächsten Morgen waren die Schmerzen vergangen, und er fühlte sich wohl wie zuvor.

Selbst gründliche Untersuchungen ergaben keine Ursache

Dieser Zustand dauerte leider nur eine Woche. Danach wurde er gegen Morgen plötzlich geweckt, weil er keine Luft mehr bekam. Als er aufstehen wollte, drehte sich die ganze Welt um ihn herum, zu dem Schwindelgefühl kam kurz darauf noch ein Brechreiz hinzu. Der Mann fühlte sich derart schlecht, daß er in ein Krankenhaus eingeliefert wurde. Die gründliche Untersuchung dort ergab keine auffälligen Veränderungen, lediglich der Blutdruck war etwas zu hoch. Weil eine Schädigung von Blutgefäßen im Gehirn nicht völlig auszuschließen war, wurde er vorsichtshalber auf die Intensivstation verlegt. Dieser Verdacht bestätigte sich glücklicherweise nicht, aber das Befinden des Patienten besserte sich nur allmählich und dennoch nicht gänzlich. Nach zwei Wochen drängte er auf seine Entlassung und suchte nun sein Heil in der Akupunktur. Nachdem sich die Behandlung damit als Fehlschlag erwiesen hatte, schwand seine Hoffnung, jemals wieder gesund zu werden.

Zwei Wirbel waren verschoben

In diesem Zustand kam er zu mir. Ich hörte mir sehr aufmerksam seine Krankengeschichte an – bis hin zum Knacken im Nacken, als er den Koffer heben wollte. Von diesem Punkt ging ich bei meiner Untersuchung aus. Der Patient mußte den Kopf weit nach links und rechts drehen und ihn jeweils eine Minute lang in extremer Position halten, wobei ihm prompt schwindlig wurde. Diese Reaktion stützte meine Vermutung, daß die Beschwerden ihre Ursachen in der geschädigten Halswirbelsäule haben könnten. Gewißheit verschafften die Röntgenaufnahmen. Sie zeigten, daß der zweite und der dritte Halswirbel gegeneinander verschoben waren und daß zudem Verschleißerscheinungen im gesamten Bereich der Halswirbelsäule bestanden.

Alle Halswirbel waren verschlissen

Das war ein Fall für die Ong-song-Therapie. Sie wurde zu einem vollen Erfolg. Zunächst verging das Schwindelgefühl, dann besserte sich der Allgemeinzustand des Patienten. Die gewohnte Tatkraft und auch das immer noch beträchtliche Leistungsvermögen des älteren Herrn kehrten zurück, so daß er bald wieder Tennis spielen konnte.

Schmerzempfindungen in Hals, Schultern, Armen, Händen und Fingern: Warum kein Cortison dagegen helfen kann

Ziehende Schmerzen, die vom Nacken in einen Arm oder in beide Arme ausstrahlen, sowie Mißempfin-

»Ameisenlaufen« kann seine Ursache in einer degenerierten Halswirbelsäule haben

dungen (Parästhesien) in den Fingern, die als »Ameisenlaufen« oder »Einschlafen« wahrgenommen werden, sind häufige Folgen von Verschleißerscheinungen der Halswirbelsäule. An welcher Stelle sie und weitere Beschwerden auftreten und welche Stärke sie haben, ist von Patient zu Patient sehr unterschiedlich. Häufig ist ihre Intensität bei Wetterwechsel stärker, so daß sie als rheumatische Beschwerden verkannt werden. Das war auch bei der Patientin so, deren Fall ich als Beispiel dafür schildern werde.

Die Frau war 41 Jahre alt, als ich sie behandelte. Sie ist von Beruf Sekretärin und Mutter von drei Kindern, damals elf, neun und sechs Jahre alt. Die ersten Beschwerden waren drei Monate nach der Geburt des jüngsten Kindes aufgetreten. Sie äußerten sich anfangs als Schmerzen in der rechten Schulter, wenn das Baby im Liegen auf der rechten Körperseite gestillt wurde. Weil diese unregelmäßig auftraten und von selbst wieder vergingen, wurde ihnen keine große Bedeutung beigemessen. Das änderte sich innerhalb weniger Jahre, weil nun die rechte Schulter in immer kürzer werdenden Abständen schmerzte und der Schmerz gelegentlich auch auf die linke Schulter übergriff, wenngleich nicht in derselben Stärke. Hinzu kam, daß nun des öfteren morgens der Hals ganz steif und deshalb der Kopf kaum zu bewegen war. Bei Wetterwechsel und im Winter waren die Beschwerden am stärksten und nur mit Hilfe von Schmerzmitteln zu ertragen.

In den letzten Jahren hatte sich der Zustand der Frau weiter verschlechtert. Beim Erwachen waren ihre Finger geschwollen, und die Gelenke schmerzten beim Bewegen. Mußte sie längere Zeit auf der Maschine schreiben, wurde das für sie zur Qual: Schmerzen zogen sich auf der rechten Körperseite vom Hals bis in die Fingerspitzen, ein taubes Gefühl mit Kribbeln entstand im kleinen Finger und im Ringfinger der rechten Hand. Der behandelnde Arzt diagnostizierte Rheuma und verordnete Cortison-Präparate. Unter dieser Behandlung besserte sich das Befinden der Patienten nicht, es wurde sogar noch schlechter. Kopfschmerzen und Schwindelgefühl bei plötzlichen Kopfbewegungen und extremen Kopfstellungen kamen hinzu.

Mit Cortison wurde es noch schlimmer

Eine Kombination heilt Schulter und Arm

Als die Patientin endlich in meine Praxis kam, konnte sie ihren rechten Arm kaum noch bis in Schulterhöhe heben. Die rechte Hand war so schwach, daß sie nicht einmal einen Löffel halten konnte; wenn sie die Finger zur Faust ballte, wurden sie eiskalt und »schliefen ein«. Sie klagte über starke Schulterschmerzen und darüber, daß sie den Kopf nur noch unter Schmerzen, mitunter überhaupt nicht mehr bewegen konnte. Der Hals war steif und seine Haut spürbar wärmer als die anderer Körperstellen. Es war höchste Zeit, daß der bemitleidenswerten Frau geholfen wurde.

Zu schwach, um einen Löffel zu halten

In diesem Fall veranlaßte ich, daß Röntgenaufnahmen der Wirbelsäule angefertigt wurden. Sie zeigten ganz deutlich, daß die Halswirbelsäule keine Lordose mehr, sondern eine ganz gerade Haltung eingenommen hatte; die Wirbel hatten viele verknöcherte Stellen, und einige Wirbelgelenke waren entzündet. Zur Vorbereitung der Behandlung wurden der Patientin Streckbäder verordnet, bei denen in warmem Wasser die Wirbelsäule leicht auseinandergezogen und dadurch gelockert wurde. Unmittelbar darauf folgte die Ong-song-Therapie, die durch gleichzeitige Gabe von hochdosiertem Vitamin B_1 für den Aufbau der

Nerven, von Calcium als Baustoff für die Knochen und von Magnesium für die Arbeit der Muskulatur ergänzt wurde. Nach drei Wochen verspürte die Patientin keine Schulterschmerzen mehr, und ihr rechter Arm hatte sich bereits soweit gebessert, daß sie ein Gewicht von fünf Kilogramm anheben konnte. Im weiteren Verlauf vergingen auch die anderen Beschwerden weitgehend, so daß die Sekretärin heute wieder ungehindert arbeiten kann.

Schmerzfrei in nur drei Wochen

Schmerzen im linken Brustkorb: Wie Herzleiden vorgetäuscht werden können

Wer Stiche in der Brust empfindet, der glaubt im allgemeinen, daß sie vom Herzen kommen. Das kann zwar, muß aber nicht unbedingt der Fall sein. Veränderungen der Halswirbelsäule und auch der Brustwirbelsäule (siehe Kapitel 1) können Nerven in Mitleidenschaft ziehen und darüber die stechenden Schmerzen auslösen, die Herzerkrankungen vortäuschen, obgleich das Herz völlig gesund ist. Ein wesentlicher Unterschied besteht jedoch bei dieser Ursache: Es treten nicht allein Schmerzen im linken Brustkorb auf, sondern auch Beschwerden im Bereich von Hals, Schulter und Arm, und sie können von Kopfschmerzen und Schwindelgefühl begleitet sein.

»Herzschmerzen« treten in Zusammenhang mit anderen Beschwerden auf

Eine 39 Jahre alte Frau kam mit derartigen Symptomen in meine Praxis. Zunächst erfragte ich ihre Krankengeschichte. In Kindheit und Jugend war sie ganz gesund gewesen, allerdings rauchte sie ab dem 16. Lebensjahr. Ihr Leiden begann vor neun Jahren, fünf Monate nach der Geburt ihres zweiten Kindes. Eines Morgens verspürte sie unmittelbar nach dem Aufstehen starke Schmerzen, die von beiden Schultern über die Arme bis in die Finger ausstrahlten. Sie

vergingen zwar von selbst, traten aber immer wieder auf, und weitere Beschwerden kamen hinzu.
Die Frau wurde des öfteren aus dem Schlaf gerissen. Sie erwachte dann mit Atemnot und mit dem beklemmenden Gefühl, ein schwerer Druck laste auf ihrer linken Brust. Erst wenn sie aufstand, durch die Wohnung lief und dabei tief einatmete, normalisierte sich ihr Zustand wieder. Abends jedoch, wenn sie im Sitzen mit Handarbeiten beschäftigt war, kehrte das Druckgefühl in der Brust zurück, verbunden mit stechenden Schmerzen in der Herzgegend. Die Frau selbst beobachtete einen wichtigen Zusammenhang: Die Beschwerden in der Brust traten stets kurze Zeit später auf, nachdem sie Probleme mit dem Hals gehabt und den Kopf nicht hatte richtig bewegen können. Sie berichtete das den verschiedenen Ärzten, die sie aufsuchte. Diese gingen nicht darauf ein und untersuchten lediglich Herz und Lungen, die sich als gesund erwiesen. Sie gaben den guten Rat, mit dem Rauchen aufzuhören und regelmäßig zu Vorsorgeuntersuchungen zu kommen. Die Frau hielt sich daran. Nach wenigen Jahren wurde bei einer dieser Untersuchungen im Elektrokardiogramm eine leichte Herzrhythmusstörung festgestellt, die jedoch keinerlei Auswirkungen auf die Gesundheit hatte. Weil auch sonst keine Befunde erhoben werden konnten, wurde als Ursache der Beschwerden eine Störung des vegetativen Nervensystems angenommen und eine Therapie mit den üblichen Medikamenten begonnen. Das Leiden der Frau dauerte jedoch an.

Es wurden mehrere Diagnosen gestellt – keine stimmte

Wieder mehr Platz für Herz und Lunge

Als sie zu mir kam, klagte sie nicht so sehr über Herzschmerzen und Atemnot. Viel mehr machten ihr Schmerzen in der linken Schulter zu schaffen. Diese

Wie es dazu kam, daß das Herz eingeengt war

waren so stark, daß sie die Schulter kaum bewegen konnte. Auf Röntgenaufnahmen von diesem Bereich war die Ursache der Beschwerden deutlich auszumachen. Die Halswirbelsäule hatte ihre natürliche Wölbung verloren und sich geradegestreckt; der dritte und vierte Halswirbel waren gegeneinander verschoben und entzündet; andere Wirbel waren degenerativ verschlissen und zeigten zum Teil knöcherne Neubildungen. Außerdem war die Beweglichkeit der Brustwirbelsäule beeinträchtigt; das hatte dazu geführt, daß die tiefe Brustatmung eingeschränkt war und die flache Bauchatmung bevorzugt wurde, durch die dem Körper nicht nur weniger Sauerstoff zugeführt, sondern auch das Herz eingeengt wurde.

Wie es gelang, die Nerven vom Druck zu befreien

Die Patientin wurde mit entzündungshemmenden Medikamenten sowie mit Streckbädern zum Lockern der Wirbelsäule auf die Behandlung vorbereitet. Die Ong-song-Therapie war auch bei ihr sehr erfolgreich. Nach einem Monat war sie frei von Beschwerden. Sie konnte nicht nur die linke Schulter wieder ganz normal bewegen, auch die Atemnot und die Stiche in der Brust waren vergangen. Das war jetzt möglich, weil dank der Ong-song-Therapie im Bereich der Hals- und Brustwirbelsäule der Druck auf die Nerven beseitigt und von der Brustwirbelsäule her der Brustkorb beim Atmen wieder beweglicher geworden war, so daß Herz und Lunge wieder mehr Platz hatten.

Schwitzen im Gesicht und an den Händen: Warum die Körpertemperatur außer Kontrolle geraten kann

Es ist bekannt, daß vom vegetativen Nervensystem auch die Körpertemperatur geregelt wird; um etwa überschüssige Wärme abzugeben, verstärkt es die

Der »Thermostat« im Körper kann gestört sein

Durchblutung der Haut und die Sekretion der Schweißdrüsen. Veränderungen der Hals- und Brustwirbelsäule können durch Beeinträchtigung der Nerven diesen Regelmechanismus stören. Dann kommt es zu vermehrtem und verstärktem Schwitzen, das von Kopfschmerzen, Schwindelgefühl, Hals- und Schulterschmerzen sowie einer Gänsehaut begleitet sein kann. Eine Lehrerin an einer Grundschule in Hanoi hatte darunter zu leiden. Die Frau war in der Kindheit an einer Wirbelsäulenverkrümmung (Skoliose) erkrankt gewesen. Dank einer langwährenden Therapie mit gezielter Gymnastik konnte die Wirbelsäule zwar begradigt werden. Aber jetzt, mit 39 Jahren, traten bei Belastungen wie Streß oder Wetterwechsel alte Beschwerden wieder auf und hielten bis zu drei Wochen lang an. Die Frau konnte dann ihre Arme nur mit Mühe bewegen, sie hatte häufig Schmerzen im Hals- und Schulterbereich, und hinzu kamen äußerst lästige Störungen der Körpertemperatur. Urplötzlich wurde sie von Schüttelfrost gepackt, gleichzeitig begann ein starkes Schwitzen im Gesicht und an den Händen. Dieses Symptom war gänzlich unabhängig von anderen Bedingungen: Es war niemals mit Fieber verbunden, und es trat selbst bei klirrender Kälte auf. Nach gründlichen Untersuchungen hatten die Ärzte eine Störung des vegetativen Nervensystems als Auslöser erkannt, jedoch nicht deren eigentliche Ursache. Statt dessen wollten sie einen Nervenknoten (Ganglion) am Hals entfernen, aber die Patientin fürchtete sich vor dieser Operation.

Schüttelfrost und Schwitzen zur gleichen Zeit

Zwei Wochen Therapie mußten genügen

Bei einem Aufenthalt in Hanoi baten mich Kollegen um meine Ansicht zu diesem Fall. Was die Diagnose betraf, stimmte ich ihnen zu; hinsichtlich der eigentlichen Ursache und der notwendigen Therapie war ich ganz anderer Meinung. Die körperliche Untersuchung der Patientin hatte mich erkennen lassen, daß die Halswirbelsäule seitlich verkrümmt sowie in diesem Bereich die Muskulatur verhärtet und die Haut spürbar wärmer war als an anderen Körperteilen. Bei vorsichtigem Druck auf Halswirbel klagte sie sofort über starke Schmerzen, anschließend konnte sie den Kopf kaum bewegen, und kurze Zeit später begannen aufs neue Schweißausbrüche im Gesicht und an den Händen. Die angeforderten Röntgenaufnahmen bestätigten meinen Verdacht: seitliche Verkrümmung der Halswirbelsäule mit fortgeschrittenen Veränderungen von Wirbeln, die teilweise Knochenstachel gebildet hatten. Ich hatte gerade noch zwei Wochen Zeit, die Patientin mit der Ong-song-Therapie zu behandeln. Bereits währenddessen besserte sich ihr Zustand deutlich. Als ich wieder in Budapest war, erreichte mich ein Brief der Lehrerin. In ihm bedankte sie sich dafür, daß sie sowohl vom Schwitzen im Gesicht und an den Händen befreit war, und daß auch die anderen Beschwerden in Armen, Schulter und Hals nicht mehr aufgetreten waren.

Schweißausbrüche im Gesicht und an den Händen

Mundtrockenheit: Wie ein Sturz noch nach Jahren krank machen kann

Es sind fast ausschließlich ältere Menschen, denen buchstäblich »die Spucke wegbleibt«: Verminderter Speichelfluß führt zu einer Trockenheit der Mundschleimhaut (Xerostomie), die zwar nicht gefährlich, aber sehr unangenehm ist. Die Ursache dafür kann ebenfalls eine Degeneration der Halswirbelsäule sein, wenngleich diese Folge nicht so häufig auftritt wie die anderen Symptome. Typisch für diese Form von

Mundtrockenheit ist, daß sie häufig von Empfindungsstörungen im Gesicht wie Stechen, Kribbeln oder Taubsein begleitet ist; diese treten zumeist in nur einer Gesichtshälfte auf und werden durch psychische Belastungen und bei Streßsituationen verstärkt.

Meist bleibt nicht nur »die Spucke« weg

Wegen all dieser Symptome bat mich ein pensionierter Offizier um Hilfe. Er hatte im Krieg mehrere Verletzungen erlitten und alle gut überstanden. Als schwerwiegender erwiesen sich die Folgen eines Sturzes aus fünf Metern Höhe von einem Baum. Wochenlang danach hatte er so starke Schmerzen im Hals und Nacken gehabt, daß er den Kopf nicht gerade halten und ihn kaum bewegen konnte. Allmählich besserte sich sein Zustand zwar, aber gänzlich vergingen die Beschwerden nicht. So hielt er weiterhin den Kopf etwas schief, um mit dieser Schonhaltung Schmerzen auszuweichen. Er litt häufig unter Kopfschmerzen, und bei Wetterwechsel plagten ihn Schmerzen im Bereich von Hals, Schulter und Arm so sehr, daß er sie nur mit Schmerztabletten ertragen konnte. Abgesehen davon war er trotz seiner 65 Jahre in bester körperlicher Verfassung, Herz und Kreislauf und andere lebenswichtige Organe funktionierten noch sehr gut. Er hätte sich viel wohler fühlen können, wenn nicht die Mundtrockenheit gewesen wäre. Ständig mußte er etwas trinken, um seine Lippen und seine Mundschleimhäute zu befeuchten; unablässig störte ihn ein Kribbeln und Stechen in der rechten Hälfte des Gesichtes.

Ständiges Trinken als einzige Hilfe

Nerven waren unter Druck gesetzt

Die Ärzte wußten keinen Rat. Anfangs hatten sie Zuckerkrankheit (Diabetes mellitus) als Ursache der Mundtrockenheit vermutet, die Laboruntersuchungen hatten jedoch keinen erhöhten Blutzuckerspiegel ergeben. Klarheit erbrachte erst die Untersuchung der Halswirbelsäule, bei der hochgradige degenerative Veränderungen festgestellt wurden. Wirbel waren aus ihrer normalen Position geraten, und Wirbelgelenke hatten sich entzündet – zweifelsohne Folgen des lange Zeit zurückliegenden Sturzes vom Baum. Diese Veränderungen hatten zu den Beschwerden geführt, auch zu der Mundtrockenheit. Der Druck der Wirbelmuskulatur auf die Nerven störte die Funktion des vegetativen Nervensystems, von dem auch die Tätigkeit der Speicheldrüsen gesteuert wird. Mit Hilfe von Medikamenten konnten die Entzündungen geheilt und durch Anwendung der Ong-song-Therapie die Fehlstellung der Halswirbel beseitigt werden. Der Erfolg zeigte sich bereits nach knapp zwei Wochen. Die Mund war nicht länger trocken, die anderen Symptome besserten sich ebenfalls, und endlich verging auch der »Schiefhals« – zur großen Freude des alten Herren, der sich nun wieder in militärisch aufrechter Haltung bewegen konnte.

Die wahre Ursache war ein Sturz vom Baum vor langer Zeit

Schmerzen im Auge: Warum »Nadelstiche« beim Lesen auftreten können

Es ist zwar selten, aber nicht gänzlich auszuschließen, daß krankhafte Veränderungen des Auges auf eine Degeneration der Halswirbelsäule zurückzuführen sind. Sie äußern sich vor allem als Schmerzen oder als »trockenes Auge«, auch kann ein Druck im Augapfel verspürt werden und das Sehvermögen vermindert sein. Diese Symptome treten nicht allein auf, sie sind stets verbunden mit anderen Auswirkungen derselben Ursache. Diese Erfahrung wird durch den Fall einer 38 Jahre alten Dolmetscherin bestätigt.

Veränderungen der Halswirbelsäule können buchstäblich ins Auge gehen – und sehr weh tun

Als Kind hatte sie mehrere Unfälle erlitten, und sie war an einer Wirbelsäulenverkrümmung (Skoliose) erkrankt gewesen. Dank guter ärztlicher Behandlung heilten die Unfälle und die Krankheit ohne sichtbare Folgen aus, sie hatten jedoch bleibende Schäden an der Halswirbelsäule hinterlassen. Das bekam die Frau zu spüren, als sie etwa 30 Jahre alt war. Es traten typische Symptome dafür auf, von Verspannung der Muskulatur in Hals und Nacken über Hals-, Schulter- und Armschmerzen bis hin zu Mißempfindungen wie Taubheit in den Fingern. Nach weiteren fünf Jahren kamen Schmerzen im linken Auge hinzu, die nach längerem Lesen auftraten und »ähnlich wie Nadelstiche« empfunden wurden.

Der Augenarzt stellte bei gründlicher Untersuchung einen erhöhten Augeninnendruck fest und diagnostizierte »Grünen Star« (Glaukom). Folgerichtig verordnete er Tropfen mit drucksenkender Wirkung sowie eine Lesebrille. Die Patientin befolgte seine Anweisungen, hatte jedoch keinen Nutzen davon. Die stechenden Schmerzen im linken Auge wurden noch häufiger, und bald ließ sich das linke Lid nicht mehr gänzlich öffnen.

Von diesen Beschwerden erzählte die Patientin nichts, als sie in meine Praxis kam; sie wollte lediglich wegen der Schmerzen im Bereich von Hals, Schulter und Arm behandelt werden. Das Augenleiden verschwieg sie, weil ich – wie sie sich später rechtfertigte – »ja nur ein Nervenarzt« bin. Um so größer war ihre Überraschung, als nach drei Wochen intensiver Behandlung mit der Ong-song-Therapie nicht nur die Hals-, Schulter-, und Armschmerzen beseitigt waren, sondern auch die »Nadelstiche« im linken Auge nicht mehr auftraten. Einen Monat später rief sie an, um mir zu berich-

Nach drei Wochen waren alle Schmerzen weg

ten, daß sich in der Zwischenzeit sogar der Augeninnendruck normalisiert hatte und daß sie das linke Lid wieder voll öffnen konnte.

Schwäche in Hand und Arm: Warum die Kraft zum Halten eines Löffels fehlt

Worunter vor allem Frauen im Alter zwischen 40 und 50 Jahren leiden

Nach einer langen Leidenszeit mit Schmerzen in Hals, Armen und Händen kann ein weiteres Symptom hinzukommen, und zwar eine Schwäche in Hand und Arm. Betroffen davon sind vor allem Menschen im Alter zwischen 40 und 50 Jahren, überwiegend Frauen. Sie klagen darüber, daß sie entweder von vornherein keine Kraft mehr haben, um einfachste Arbeiten verrichten zu können, oder daß bereits nach kurzer Tätigkeit ihre Hände ermüden und sie ein schmerzhaftes Stechen in den Fingerspitzen empfinden. Die Finger selbst sind morgens geschwollen und gekrümmt, so daß sie sich nur mit Mühe strecken und bewegen lassen.

Die Erkrankung wurde als Rheuma verkannt

Genau so war die Erkrankung bei einer Näherin verlaufen. Sie war 45 Jahre alt, als sie mich aufsuchte. Zuvor war sie mehr als zehn Jahre lang von immer wiederkehrenden Schmerzen auf der rechten Körperseite in Hals, Schulter und Arm bis hin zu den Fingerspitzen heimgesucht worden, die sich hartnäckig jeweils bis zu zwei Monate lang hielten. Je öfter sich das wiederholte, desto schwächer wurde der rechte Arm. Während dieser Schmerzenszeiten verschlimmerte sich der Zustand über Nacht. Die Finger schwollen immer mehr an und waren morgens stark nach innen gekrümmt. Vor allem wegen dieser letzteren Symptome wurde »Rheuma« diagnostiziert und die Patientin deswegen mit Cortison-Präparaten behandelt. Ihr Zustand besserte sich jedoch nicht, im

Gegenteil: Als Nebenwirkung der Medikamente verspürte sie Magenschmerzen.

Die Wirbelsäule war verdreht

Auch in diesem Fall war meine Praxis eine letzte Zuflucht. Die Patientin war in sehr schlechter körperlicher Verfassung. Die Finger der rechten Hand erschienen stark deformiert, und die Hand war so kraftlos, daß sie die täglichen Hausarbeiten nicht mehr ausführen und des öfteren beim Essen nicht einmal den Löffel halten konnte. Die genaue Untersuchung ergab eine Degeneration der Halswirbelsäule in fortgeschrittenem Stadium. Sie war nicht mehr geschwungen, sondern geradegestreckt und nach rechts verdreht, mehrere Wirbel zeigten deutliche Anzeichen von Verknöcherungen. Die Veränderungen hatten zu einem Druck auf Nervenwurzeln und darüber zu den Beschwerden in der rechten Körperhälfte bis hinunter zur Hand und zu den Fingern geführt, letztendlich auch zu der Schwäche.

Kraftlose Hände durch eine degenerative Veränderung der Halswirbelsäule

Dieser Patientin war mit der Ong-song-Therapie und ergänzenden Vitamin-B_1-Gaben in hoher Dosierung gut zu helfen. Nach drei bis vier Wochen war soviel Kraft in die Hand zurückgekehrt, daß sie wieder im Haushalt arbeiten konnte. Im weiteren Verlauf vergingen auch die Schmerzen in den Fingern sowie die anderen Beschwerden, und zwar für immer.

Hilfe bei Beschwerden, die von der Brustwirbelsäule herrühren

Die Brustwirbelsäule wird seltener als Hals- und Lendenwirbelsäule zur Ursache von Erkrankungen.

Was typisch ist für Schmerzen, die von einer geschädigten Brustwirbelsäule kommen

Ein Grund dafür ist, wie bereits beschrieben, die Tatsache, daß ihre Wirbel im Rhythmus der Atmung ständig etwas bewegt werden und deshalb weniger Veränderungen entstehen. Sollte es jedoch zu Beschwerden kommen, ist ein starker Schmerz das wichtigste Symptom. Er beginnt am Rücken und zieht sich den Brustkorb entlang oder verläuft vom Magenbereich her den Rippen folgend nach unten. Typisch dafür ist, daß dieser Schmerz durch Niesen, Husten oder bestimmte Körperbewegungen ausgelöst bzw. verstärkt werden kann. Dennoch wird seine eigentliche Ursache häufig nicht erkannt, sondern es werden organische Erkrankungen als Grund dafür vermutet. So war es auch in den folgenden Fällen, die ich in meiner Praxis erlebt habe.

Schmerzen im rechten Brustkorb: Wenn Husten zu einer großen Qual wird

Erfahrungsgemäß treten diese Symptome vor allem bei Menschen im Alter zwischen 40 und 60 Jahren auf. Die Schmerzen erstrecken sich vom Rücken aus nach vorn bis hin zum Brustbein, bei Husten oder Niesen sowie bei anstrengenden Arbeiten werden sie stärker.

Wie die Schmerzen erträglicher sind

Um sie erträglicher zu machen, nehmen die Betroffenen eine nach vorn gebückte Haltung ein oder sie umfassen den Brustkorb mit ihren Armen. Die Symptome können denen von Lungenkrankheiten täuschend ähnlich sein; anders als bei diesen haben die Patienten überhaupt kein oder nur mäßiges Fieber. Gewißheit verschaffen die entsprechenden Laboruntersuchungen, deren Ergebnisse bei Veränderungen der Wirbelsäule natürlich negativ sind.
Einer der Patienten, der unter solchen Folgen zu leiden hatte, war ein Maurer, 44 Jahre alt. Er hatte zwar

früher schon Schmerzen in Hals, Schulter und Arm sowie Kreuz- und Rückenschmerzen gehabt, aber diese jedesmal in relativ kurzer Zeit überstanden. Der akute Anlaß, mich aufzusuchen, waren die unerträglich starken Schmerzen im rechten Brustkorb, die ihm bereits zehn Tage lang das Leben zur Qual machten.

Sie hatten begonnen, als der Maurer auf der Baustelle Zement abladen mußte. Nahezu zwei Stunden lang schleppte er Sack um Sack. Als er den nächsten auf die Schulter heben wollte, verspürte er plötzlich die stechenden Schmerzen im rechten Brustkorb – »wie ein Stich mit dem Messer«, beschrieb er sie. Er versuchte noch einmal, den Zementsack zu packen, doch die Schmerzen traten sofort wieder auf. Mühsam schleppte er sich in die Bauhütte und streckte sich auf einer Bank aus. Danach fühlte er sich wohler.

Das lange Leiden begann mit einem Stechen in der Brust

Schmerzen »wie ein Messer in der Brust«

Diese Besserung war nur vorübergehend. Nach Feierabend traten aufs neue Schmerzen auf, diesmal mehr im Rücken. Der Mann ließ sich von seiner Frau massieren und konnte danach ein wenig schlafen. Kurz nach Mitternacht wurde er jedoch von Schmerzen geweckt. Sie waren so schlimm, daß er sich die nächsten Stunden schlaflos hin- und herwälzte. Gegen Morgen besserte sich sein Zustand, und er wollte aufstehen. Kaum hatte er sich beim Anziehen gebückt, kehrten die Schmerzen zurück. Nahezu pausenlos verspürte er nun »ein Messer in der Brust«. Er konnte nicht stehen, sondern mußte sich hinlegen. Im Bett konnte er nicht ausgestreckt liegen; nur wenn er beide Beine anzog und die Arme um den Brustkorb legte, waren die Beschwerden einigermaßen erträglich.

Der Mann konnte weder stehen noch liegen

Die Ärzte im Krankenhaus – ratlos

Sobald er jedoch die Körperhaltung änderte, quälten ihn prompt wieder die »Messerstiche« in der Brust. Seine Frau rief den Notarzt, dieser veranlaßte die Einweisung in ein Krankenhaus. Die Ärzte dort hatten drei Verdachtsdiagnosen: Lungenriß (Lungenruptur) oder akute Lungenentzündung (Pneumonie) oder Lungenembolie, bei der eine Lungenarterie durch ein Blutgerinnsel (Thrombus) verschlossen ist. Keine von ihnen war richtig. Schließlich vermutete man eine Störung des Nervensystems und behandelte sowohl mit schmerzstillenden Medikamenten als auch mit »neurotropen«, also auf die Nerven wirkenden, B-Vitaminen. Sehr wahrscheinlich war es allein die Bettruhe, die den Zustand besserte. Die Schmerzen traten jetzt nur noch beim Husten oder Niesen und bei betont aufrechter Körperhaltung auf.

Erfolg trotz eines Risikos

Das Bild vom Röntgen – eindeutig

Nachdem der Patient diese Krankengeschichte erzählt hatte, übergab er mir die Röntgenbilder, die im Krankenhaus von seiner Lunge angefertigt worden waren. Auf ihnen war auch die Wirbelsäule zu sehen – und mit ihr die wahre Ursache der Schmerzen im rechten Brustkorb: Der fünfte Brustwirbel war nach vorn verschoben, die Bandscheibe zwischen ihm und dem sechsten Brustwirbel war abgeflacht und vorgefallen und drückte nun auf Nervenwurzeln. Diese Stelle der Wirbelsäule war extrem druckempfindlich, wie ich mich vergewisserte: Ein Druck von außen mit dem Finger genügte, um sofort die »Stiche wie mit einem Messer in der Brust« auszulösen. Zunächst zögerte ich mit der Behandlung; das Risiko, daß die vorgefallene Bandscheibe das Rückenmark schädigen könnte, erschien mir sehr groß. Dann entschied ich mich doch dafür, und das war richtig so. Die Ong-song-Therapie erreichte innerhalb von drei Wochen den erhofften Erfolg. Die Schmerzen im rechten Brustkorb vergingen und sind seitdem nicht wieder aufgetreten. Das liegt zu einem Gutteil auch daran, daß der Patient meine weitergehenden Ratschläge befolgte. Er ließ sich von der Baustelle ins Büro der Firma versetzen, um seine geschädigte Wirbelsäule nicht mehr übermäßig zu belasten, und er macht regelmäßig die Übungen des Van-dong-Programms, um Wirbel und Bandscheiben möglichst gesund zu erhalten.

Bauchschmerzen: Wenn eine Bandscheibe auf Nerven drückt

Beginn ist oft eine falsche Bewegung

Sowohl Frauen als auch Männer im Alter zwischen 40 und 50 Jahren sind von dieser Erkrankung am häufigsten betroffen. Belastende körperliche Arbeit oder auch nur eine falsche Bewegung kann genügen, um die heftigen Schmerzen auszulösen. Diese können verschieden verlaufen. Zum einen können sie mit Rückenschmerzen beginnen und sich dann in den Bauch hinziehen, insbesondere in den Bereich von Leber und Galle im rechten Oberbauch. Zum anderen können sie von vornherein im rechten Oberbauch auftreten, während der Rücken kaum oder überhaupt nicht wehtut. Im letzteren Fall ist die Diagnose schwierig. Denn ein gleichartiger Schmerz kann auch von einer Störung der Leber- oder Gallenfunktion herrühren, bei der er jedoch zumeist mit weiteren Symptomen wie Fieber und »Gelbsucht« (Ikterus) verbunden ist.

Ein Patient, dem das widerfuhr, war ein Architekt, 45 Jahre alt. Er wußte, daß seine Wirbelsäule beträchtlich verschlissen war. Die Folgen dieser Degeneration hatte er bereits bei seinem geliebten Tennis- und Golfsport als Rückenschmerzen zu spüren bekommen; einmal mußte er deswegen sogar stationär behandelt werden. Bei einer Dienstreise nach Malaysia sollte es noch schlimmer kommen.

Der Architekt zog sich gleich zu Beginn des Aufenthaltes eine Magen-Darm-Infektion zu, verbunden mit starken Bauchschmerzen und einem derart schweren Durchfall, daß er an dem geplanten Programm nicht teilnehmen konnte. In der Nacht vor der Abreise kamen weitere Beschwerden hinzu. »Wie ein Blitz«, so der Patient, schoß ein Schmerz in den Rücken und unter den rechten Rippenbogen. Bei jeder Bewegung, selbst beim Luftholen, verschlimmerten sich die Beschwerden. Einigermaßen erträglich waren sie nur beim Liegen auf der Seite in der sogenannten Embryonalhaltung mit angezogenen Beinen und angewinkelten Armen wie bei einem Kind im Mutterleib.

Bei jedem Atemzug wurde es schlimmer

Alles deutete auf die Galle

Die Ärzte im Krankenhaus waren ratlos. Zunächst vermuteten sie eine akute Gallenblasenentzündung als Ursache der Schmerzen. Dann korrigierten sie sich, weil Fieber und Brechreiz als weitere typische Symptome dafür fehlten. Schließlich verabreichten sie schmerzstillende Medikamente und entließen den Patienten, nachdem die Schmerzen abgeklungen, jedoch noch längst nicht gestillt waren.

Der Architekt kehrte ins Hotel zurück, um seinen Koffer abzuholen. Kaum hatte er den Griff gepackt, blitzte der Schmerz wieder auf und zwang ihn in Ruhestellung. Um weitere Komplikationen zu vermeiden, ließ er den Koffer vom Hotelservice transportieren. Der

Beim Kofferheben kam es zu Komplikationen

Heimflug war für ihn eine endlos erscheinende Qual mit Schmerzen in Bauch und Rücken, die abwechselnd auftraten und bei den Druckunterschieden während Start und Landung besonders schlimm waren.
Die Ärzte in seiner Heimatstadt stellten dieselbe Fehldiagnose: akute Gallenblasenentzündung. Sie verabreichten Injektionen, um die Schmerzen zu stillen, und Antibiotika, um weitere Infektionen zu verhindern. Nach einer Woche hatten zwar die Schmerzen so weit nachgelassen, daß der Patient entlassen werden konnte, aber bei bestimmten Bewegungen traten sie im Bauchbereich immer wieder auf. Und noch etwas war sehr eigenartig: Etwa zehn bis 15 Minuten nach einer Mahlzeit verspürte er einen starken Stuhldrang, und jedesmal danach wurden die Rückenschmerzen deutlich stärker.

Ein Rückfall nach jeder Mahlzeit

Weil ihm offensichtlich mit dieser Behandlungsart der Medizin nicht zu helfen war, suchte der Patient nach Alternativen in der Therapie. Er wurde von Bekannten an mich verwiesen. Von seinen Beschwerden schilderte er anfangs nur die Rückenschmerzen, von den Bauchschmerzen erzählte er erst nach gezielten Fragen. Ich untersuchte ihn auf einen möglichen Zusammenhang zwischen den Schmerzen im Rücken und im Bauch hin – und fand diesen auch. Ich ließ mir vom Patienten die Stelle der Wirbelsäule zeigen, die er als besonders schmerzhaft empfand. Ein geringer Druck darauf genügte, um Rücken- und Bauchschmerzen zugleich auszulösen.

Ein Knick in der Wirbelsäule

Im Prinzip war damit eine degenerative Veränderung der Wirbelsäule als Ursache der Erkrankung erkannt. Jetzt kam es noch darauf an, diese im Detail zu erkunden. Das gelang mit Hilfe von Röntgenaufnahmen. Sie zeigten, daß die Bandscheibe zwischen dem sechsten und siebenten Brustwirbel verschlissen und abgeflacht war; an anderen Wirbeln waren Entzündungen und Verknöcherungen entstanden.

Nach diesen Befunden richtete sich die Behandlung mit der Ong-song-Therapie. Sie wurde durch leichte Schmerzmittel und entzündungshemmende Medikamente in niedriger Dosierung ergänzt. Darüber hinaus wurde dem Patienten geraten, regelmäßig die Übungen des Van-dong-Programms auszuführen, auf einer festen Matratze zu schlafen und keine schweren Gegenstände zu heben.

Gute Ratschläge für die Zukunft

Der Erfolg stellte sich nach zwei Wochen ein: Die Schmerzen vergingen – sowohl die im Rücken als auch die im Bauch. Um einen Rückfall zu verhindern, trägt der Mann seitdem beim Golf- und Tennisspielen ein Korsett, und er macht an jedem Morgen und Abend nach wie vor die empfohlenen Bewegungsübungen.

Hilfe bei Schmerzen, die von der Lendenwirbelsäule stammen

Der Teil der Wirbelsäule, der den Menschen mehr Beschwerden bereitet als jeder andere, ist sein Kreuz. So bezeichnet man den unteren Bereich der Lendenwirbelsäule mit den Wirbeln L4 und L5 mitsamt dem Übergang zum Kreuzbein im Bereich der Wirbel L5 und S1. Auf den Bandscheiben zwischen diesen Wirbeln lastet das ganze Gewicht von Kopf und Hals, von Armen und Rumpf sowie von einem Großteil der inneren Organe. Diese starke Druckbelastung beschleunigt den altersbedingten Verschleiß, Überbelastung und Fehlbelastungen führen vermehrt zu krankmachenden Veränderungen sowohl der Bandscheiben als auch der kleinen Wirbelgelenke. Schlimmstenfalls kommt es zum Vorfall (Prolaps) einer Bandscheibe. Sie drückt dann auf einen der Nerven, die in der Lendenwirbelsäule vom Rückenmark durch Zwischenwirbellöcher austreten und von dort in den Unterleib sowie zu den Beinen ziehen. Wird ein Nerv derart gereizt oder geschädigt, führt das zu verschiedensten Beschwerden in dem Bereich, der von ihm versorgt wird. Schmerzen sind die häufigsten Symptome dieses sehr komplexen und komplizierten Krankheitsgeschehens.

Die Lendenwirbelsäule hat die größte Last zu tragen – und deshalb haben ihre Bandscheiben den größten Verschleiß

Lumbalgie:
Wenn Kreuzschmerzen jede Bewegung hemmen

Kreuzschmerzen sind das häufigste und zugleich das am frühesten auftretende Symptom einer Degeneration der Lendenwirbel. Typisch dafür ist, daß der Schmerz bei starker Belastung der Lendenwirbelsäule plötzlich einsetzt, beispielsweise beim Heben schwerer Gegenstände oder auch bei ungünstigen Körperhaltungen wie langdauerndem Beugen bzw. Hocken. (Wegen seines unvermittelten Auftretens wird er in Deutschland auch »Hexenschuß« genannt.) Wichtigste Ursache ist zwar eine Vorwölbung oder ein Vorfall der Bandscheibe mit Druck auf eine Nervenwurzel, es können aber auch Entzündungen der Wirbelgelenke, Verspannung der Muskulatur oder Durchblutungsstörungen dahinterstecken.

So kommt es zum »Hexenschuß«

Diese Kreuzschmerzen sind sehr heftig und äußerst hartnäckig. Sie sind zumeist auf Becken und Lenden begrenzt, können jedoch in Gesäß und Rücken ausstrahlen. Nach dem Ort ihres Auftretens sind sie benannt: Der medizinische Fachbegriff »Lumbalgie« bedeutet soviel wie »Lendenweh«.

Welche Situationen zu Kreuzschmerzen führten

So lautete auch meine Diagnose bei einer Büroangestellten, 42 Jahre alt. Ihre Krankengeschichte zog sich über zwölf Jahre hin. Begonnen hatte sie während der zweiten Schwangerschaft. Damals verspürte die Patientin zum ersten Mal Schmerzen in Hals, Schulter, Arm und auch im Kreuz. Die Kreuzschmerzen traten vor allem bei langer Arbeit an der Schreibmaschine auf, und sie vergingen von allein, wenn die Frau sich einige Zeit hinlegen konnte. Sie kamen jedoch immer wieder und wurden immer häufiger, insbesondere bei langem Sitzen, nach dem Aufstehen und beim Tragen von Lasten. Sie umfaßten eine breite Palette der Symptome von dumpfen bis hin zu stechenden Schmerzen, mitunter waren es auch nur Mißempfindungen wie »Ameisenlaufen« oder besonders warme Stellen der Haut.

Das Baby war eine zu große Belastung

Trotz der Kreuzschmerzen ging die Frau nicht zum Arzt. Zum einen, weil sie irrtümlich meinte, diese Beschwerden seien natürliche Begleiterscheinungen einer Schwangerschaft. Zum anderen, weil sie ein hilfreiches Mittel zur Selbsthilfe anwendete: Wenn sie sich zehn bis 15 Minuten lang auf einer festen Unterlage ausstreckte, ließen die Kreuzschmerzen deutlich nach. Sie erwartete eine spontane Besserung nach der Entbindung. Dazu kam es jedoch nicht. Das Gegenteil war der Fall: Sobald die junge Mutter sich bücken mußte, etwa um ihr Baby aus dem Bett zu heben, verspürte sie stechende Schmerzen im Kreuz. Und als sie eines Tages den Kinderwagen anheben wollte, kam es zum ersten Mal zur Katastrophe: Blitzartig schossen unbeschreiblich starke Schmerzen ins Kreuz und zwangen sie zu Boden. Es dauerte eine ganze Weile, bis sie sich wieder aufrichten und zum Arzt gehen konnte. Dieser verordnete Ruhe, Schmerztabletten und Wärmeanwendungen. Unter dieser Therapie vergingen die Kreuzschmerzen, allerdings sehr langsam.

Was andere Ärzte gegen Kreuzschmerzen verordneten

In der Folgezeit besserte sich der Zustand der Frau, weil ihre Wirbelsäule entlastet wurde. Ihr zweites Kind wuchs heran, konnte bald auf eigenen Beinen stehen, mußte nicht mehr gehoben und getragen werden. Länger als zehn Jahre war sie frei von Beschwerden. Eines Tages wollte sie ihrem Mann helfen, einen Schrank an einen anderen Platz zu stellen. Kaum hatte sie das Möbelstück angehoben, wiederholte sich die Katastrophe: Wieder schoß ein Blitz ins Kreuz, wieder setzten starke Schmerzen ein. Diesmal war der Verlauf noch schwerer. Es dauerte fast eine Stunde, bis die Frau sich erheben konnte. Die Kreuzschmerzen strahlten aus, so daß am Abend das ganze Becken wehtat. Sie waren intensiver als zuvor und wurden durch die geringste Bewegung noch stärker. Sie hielten sich hartnäckig und waren erst nach einer Woche Ruhe so weit abgeklungen, daß die Frau das Bett verlassen konnte.

Wodurch die Schmerzen noch schlimmer wurden

Einer der ersten Wege führte sie in meine Praxis. Sie ging in vornübergebeugter Schonhaltung, wegen der Kreuzschmerzen konnte sie sich weder ganz aufrichten noch tiefer bücken. Bei der körperlichen Untersuchung entdeckte ich eine Vorwölbung zwischen dem zweiten und dritten Lendenwirbel, die äußerst empfindlich gegen Druck war. Das Röntgenbild zeigte das ganze Ausmaß der Veränderungen an dieser Stelle: Die Bandscheibe zwischen den beiden Wirbeln war flachgepreßt sowie der Wirbel L2 nach vorn verschoben und nach rechts geneigt; im Bereich des Wirbels L3 waren mehrere knöcherne Zacken und Stacheln entstanden.

Mehrere Mittel für einen Erfolg

Warum ein Korsett getragen werden mußte

Die sich über Jahre hinziehenden Schmerzen waren die Folge dieser fortgeschrittenen Degeneration der Wirbelsäule gewesen. Auch in diesem Fall behandelte ich nicht nur mit der Ong-song-Therapie. Während und noch nach der Behandlung mußte die Patientin ein Korsett tragen, weil ihre Bauchmuskulatur recht schwach war, und konsequent die Übungen des Van-dong-Programms ausführen, um aktiv die Bemühungen des Therapeuten zu unterstützen. Gemeinsam erreichten wir in wenigen Wochen eine Erleichterung und nach weiteren zwei Monaten das Ziel der Therapie. Die Kreuzschmerzen vergingen gänzlich, eine weitgehend normale Funktion der Wirbelsäule wurde wiederhergestellt. Um diese neugewonnene Gesundheit zu erhalten, empfahl ich nachdrücklich, weitere vorsorgliche Verhaltensweisen einzuhalten: auf einer festen Matratze schlafen, übermäßige körperliche Belastungen ebenso meiden wie psychischen Streß.

Ischialgie: Wenn Schmerzen bis in den Fuß ausstrahlen

Der Begriff »Ischialgie« bezeichnet Schmerzen im Versorgungsbereich des Ischias-Nervs (Nervus ischiadicus). Seine drei Wurzeln kommen aus dem Rückenmark und zweigen zwischen den Wirbeln L4, L5 und S1 ab. Der Nerv verläuft durch das Becken und in beiden Beinen über Hüftgelenk, Rückseite des Schenkels, Kniegelenk, Wadenmuskulatur bis in den

Fuß. In seinem ganzen Verlauf können verschiedenste Beschwerden auftreten, falls der Ischias-Nerv im Bereich der Lendenwirbelsäule gereizt oder geschädigt wird. Ihre Auslöser sind in der Regel degenerative Veränderungen einer Bandscheibe. Das muß nicht unbedingt ein Bandscheibenvorfall (Prolaps) sein, auch eine Vorwölbung (Protrusion) oder bereits ein Höhenverlust der Bandscheibe kann dazu führen, daß ein Wirbel auf eine Nervenwurzel drückt. Häufigste Folgen sind sehr starke Schmerzen, die vom Kreuz ausgehen und in ein Bein ausstrahlen; meist reichen sie in den hinteren und seitlichen Anteil des Oberschenkels, nicht selten darüber hinaus bis in die Wade und in den Fuß. Weitere Symptome derselben Ursache können Mißempfindungen wie Taubheitsgefühl, »Ameisenlaufen«, »Pelzigsein« und sogar Lähmungserscheinungen in denselben Bereichen sein.

Der Ischias-Nerv verläuft durch das ganze Bein – und kann an vielen Stellen Schmerzen verursachen

Erst hielt man es für Wadenkrämpfe

Selbst vermeintliche Wadenkrämpfe sind darauf zurückzuführen, wie ein Fall aus meiner Praxis zeigt. Es handelte sich um einen 43 Jahre alten Patienten, dessen Wirbelsäule vorzeitig verschlissen war. Bereits im Alter von 30 Jahren waren deshalb die ersten Schmerzen in Hals, Schulter und Arm aufgetreten; später kamen gelegentliche Lumbalgien hinzu. Die Ursache war erkannt, die Beschwerden wurden entsprechend behandelt.

Vor etwa drei Jahren jedoch passierte etwas Eigenartiges. Der Mann wurde mitten in der Nacht von starken Schmerzen im rechten Unterschenkel geweckt, die er für Wadenkrämpfe hielt. Sie traten von nun an immer wieder auf – mal im Schlaf, mal beim Sport. Merkwürdig war allerdings, daß es stets zwei bis drei Tage

Die »Wadenkrämpfe« dauerten tagelang

dauerte, bis die Schmerzen gänzlich vergangen waren – was für Wadenkrämpfe zumindest ungewöhnlich ist. Der Patient sagte das zwar seinem Arzt, aber dieser blieb bei der Diagnose und verordnete Magnesium- und Calcium-Tabletten, weil er in einem Mineralstoffmangel die Ursache der vermeintlichen Wadenkrämpfe sah. Diese Therapie nutzte nichts, die Schmerzen im rechten Unterschenkel dauerten an.

Nach einem halben Jahr entstanden aus einer an sich harmlosen Bewegung heraus weitere Beschwerden. Der Mann reckte einen Arm zu schnell empor und streckte seine Wirbelsäule, um ein Buch aus dem Regal zu nehmen, als er zunächst ein Knacken im Kreuz und ein blitzähnliches Zucken wahrnahm und dann einen stechenden Schmerz dort verspürte. Zwar vergingen die Kreuzschmerzen bei einem Tag Bettruhe, aber nun traten Beschwerden beim Gehen auf. Nach einer Strecke von längstens 200 Metern setzten Schmerzen in der rechten Wade ein, die beim Weiterlaufen stärker wurden und begleitet waren von dem unangenehmen Gefühl, daß die große und die zweite Zehe des rechten Fußes »eingeschlafen« waren. Erst bei einer Rast von zehn bis 15 Minuten Dauer vergingen diese Beschwerden und der Mann konnte weiterlaufen – bis zum nächsten Zwangsstopp. Schwierigkeiten hatte er auch beim Bücken. Sobald er sich nach vorn beugte, wurde sein Rücken steif und die Schmerzen in der rechten Wade wurden stärker.

Das Gehen wurde zu einer großen Qual

Es waren Zacken an den Wirbeln

Die gründliche Untersuchung führte zur Ursache. Ein Bandscheibenvorfall zwischen den Wirbeln L4 und L5 hatte zu einer Entzündung in diesem Bereich geführt;

der Wirbel L5 war zudem etwas verdreht und hatte, ebenso wie andere, Knochenzacken gebildet. Durch diese degenerativen Veränderungen war der Ischias-Nerv in Mitleidenschaft gezogen worden, sie hatten durch Druck auf die Nervenwurzel zu den vermeintlichen Wadenkrämpfen und den zunehmenden Schmerzen beim Gehen geführt. Die Ong-song-Therapie, die sich gezielt gegen die Veränderungen der Lendenwirbelsäule richtete, wurde in diesem Fall ergänzt durch Medikamente gegen die Entzündung und durch hochdosiertes Vitamin B_1 für den geschädigten Ischias-Nerv. Der Patient mußte ein Korsett tragen, um die Lendenwirbel zu entlasten, sowie auf einer festen Unterlage schlafen und körperliche Belastungen vermeiden. Dank dieser umfassenden Maßnahmen war er nach knapp einem Monat von seinen Beschwerden befreit und konnte sich wieder ungehindert bewegen.

Die Ong-song-Therapie beseitigte die Ursachen, den Rest tat der Patient

Ein ähnlicher Fall ist der einer 51 Jahre alten Kauffrau. Auch sie hatte schon seit Jahren unter Kreuzschmerzen zu leiden gehabt und war deswegen mit Schmerzmitteln behandelt worden. Auch bei ihr waren die Beschwerden nach einiger Zeit stärker, häufiger und vielfältiger geworden. Morgens mußte sie sich erst eine halbe Stunde lang vorsichtig bewegen, ehe sie sich vollends aufrichten und normal gehen konnte. Mitunter traten Kreuzschmerzen schon nach einer Viertelstunde Arbeit am Schreibtisch auf und zwangen sie dazu, aufzustehen und umherzugehen. Lief sie zu lange, schmerzte nicht nur das Kreuz, auch das Becken, die Rückseite der Schenkel und die Waden taten weh. Langes Stehen führte dazu, daß die Zehen vom linken Fuß »einschliefen« und praktisch gefühllos wurden. Beim Autofahren bekam sie

Kreuzschmerzen vom Morgen an

Wadenkrämpfe, denen stets gleiche Warnzeichen vorausgingen – erst ein stechender Schmerz im Kreuz, dann ein blitzähnliches Ziehen zum Unterschenkel.

Vor Schmerzen wie gelähmt

Am Geburtstag kam es zur Katastrophe

Ausgerechnet an ihrem Geburtstag erreichte das Leiden seinen Höhepunkt. Nachdem die letzten Gäste gegangen waren, hatte sich die Frau erschöpft in einen Sessel gesetzt und war prompt eingeschlafen. Ein Wadenkrampf im linken Bein weckte sie, er war schmerzhaft wie nie zuvor. Sie konnte nicht gehen, sondern mußte sich »auf allen Vieren« ins Schlafzimmer schleppen. Im Bett konnte sie nur auf der Seite mit leicht angewinkelten Beinen liegen. In dieser Schonhaltung wartete sie darauf, daß die Schmerzen vergehen würden. Das taten sie nicht. Sie dauerten am Morgen noch an und breiteten sich aus. Die stechenden Schmerzen zogen sich nun vom Kreuz über die Rückseite des Oberschenkels, die Wadenmuskulatur und die Fußsohle bis zu den Zehen hin, die sich ganz taub anfühlten. Das linke Bein konnte nicht mehr normal bewegt, sondern mußte hinterhergezogen werden. Dennoch rief die Frau keinen Arzt. Sie verkroch sich im Bett und versuchte, sich mit Schmerztabletten selbst zu kurieren. Ein guter Bekannter fand sie in diesem Zustand vor, handelte kurz entschlossen und brachte sie in meine Praxis.
Ihr erster Anblick bot ein Bild des Jammers. Sie ging nach vorn geneigt, und der Oberkörper war zudem nach rechts verdreht. Die Beweglichkeit der Wirbelsäule war derart eingeschränkt, daß sie sich kaum bücken konnte und ihre Hände nur bis zu einer Höhe von etwa einem halben Meter über den Boden reichten. Die Lähmung des linken Beines war so weit

fortgeschritten, daß sie es nur sehr schleppend bewegen und den linken Fuß nicht mehr anheben konnte. Die gründliche Untersuchung ergab, daß eine fortgeschrittene Degeneration der Lendenwirbelsäule zu einer beträchtlichen Schädigung des Ischias-Nervs geführt und dadurch die Symptome verursacht hatte. Zur Behandlung genügte in diesem besonders schweren Fall die Ong-song-Therapie allein nicht, wenngleich sie den Schwerpunkt bildete. Wegen der Lähmung des linken Beines wurde sie durch ein spezielles Gymnastikprogramm ergänzt. Zwischenzeitlich mußte die Patientin strenge Bettruhe einhalten und nach dem Aufstehen ein Korsett tragen, sie durfte überhaupt keine Lasten heben und nichts Schweres tragen. Dennoch vergingen knapp drei Wochen, ehe sich die ersten Anzeichen einer Besserung zeigten, und es dauerte noch einmal drei Wochen, bis die Patientin keinerlei Beschwerden mehr hatte. Nach alledem, was sie hinter sich hat, tut sie künftig alles, um einen Rückfall zu verhindern. Sie befolgt die Empfehlungen für eine angepaßte Lebensweise, und sie macht an jedem Morgen und an jedem Abend die Übungen des Van-dong-Programms.

In diesem Fall genügte die Ong-song-Therapie allein nicht – eine spezielleGymnastik kam hinzu

Schmerzen im Hüftgelenk: Wenn ein Nerv unter Druck gerät

Schmerzen im Hüftgelenk können viele verschiedene Ursachen haben, unter anderem eine Degeneration der Lendenwirbelsäule. In einem solchen Fall kommen die Schmerzen im Prinzip ebenso zustande wie die anderen Symptome: Bedingt durch Veränderungen der Wirbelsäule werden Nervenwurzeln gereizt oder geschädigt. Die Folgen dessen können sich entlang der gesamten Bahn des Ischias-Nervs zeigen, also

Wovon vor allem Männer im Alter von über 50 Jahren betroffen sind

auch im Hüftgelenk. In der Mehrzahl sind Männer im Alter von mehr als 50 Jahren davon betroffen, zum Beispiel jener 56 Jahre alte Kranführer, den ich deswegen behandelt habe.

Die Kreuzsschmerzen begannen beim langen Liegen

Vor drei Jahren war er wegen einer Lungenentzündung stationär behandelt worden. Einen Monat lang hatte er im Bett liegen müssen und während dieser Zeit so starke Kreuzschmerzen gehabt, daß er Schmerztabletten dagegen einnahm. Nachdem er wieder aufstehen durfte, vergingen zwar die Kreuzschmerzen. Nun aber verspürte er heftige Schmerzen im Gesäß und im rechten Hüftgelenk. Anfangs traten diese lediglich beim Treppensteigen auf, später sogar beim »Gassigehen« mit seinem Hund. Wurden die »Nadelstiche« im Hüftgelenk zu stark, mußte er sich hinsetzen; nach kurzer Rast konnte er weitergehen. Nachts traten dieselben Schmerzen auf, wenn er auf der rechten Körperseite lag; drehte er sich herum, vergingen sie. Mit den Jahren wurde das Gehen beschwerlicher, denn das rechte Hüftgelenk wurde allmählich steifer und die Muskulatur des rechten Beines zunehmend schwächer.

Die Ärzte diagnostizierten eine chronische Entzündung des Hüftgelenks, bedingt durch eine Störung des Immunsystems (Autoaggression), und sie verordneten dagegen die gebräuchlichen Medikamente. Als diese versagten, wollten sie das kranke Hüftgelenk durch eine künstliche »Endoprothese« ersetzen. Ihr Patient suchte nach einer anderen, besseren Lösung – und fand sie auch.

Wo die wahre Ursache der Hüftschmerzen saß

Fälle wie diesen hatte ich bereits des öfteren gehabt, und deshalb war ich mir ziemlich sicher, daß auch bei ihm die Ursache der Schmerzen im Hüftgelenk in der Lendenwirbelsäule zu suchen sei. Tatsächlich hatten dort die Wirbel L4 und L5 den Ischias-Nerv eingeklemmt und übten einen Druck auf ihn aus. Mit der Ong-song-Therapie gelang es, den Nerv aus dieser Lage zu befreien und dadurch die Schmerzen des Patienten zu stillen. Er war sehr dankbar dafür – auch deshalb, weil er nun endlich wieder mit seinem Hund weite Spaziergänge machen konnte.

Schmerzen im Schenkel: Wie das ganze Bein in Mitleidenschaft gezogen werden kann

Als Folge einer Degeneration der Lendenwirbelsäule treten Schmerzen im Schenkel erst im Alter von über 50 Jahren auf; Menschen mit einer schwachen Bauchmuskulatur und einer verstärkten Krümmung der Lendenwirbelsäule (Hyperlordose) können bereits in jüngeren Jahren davon betroffen sein. Typischerweise erscheinen die Schmerzen an der Innenseite des Oberschenkels in Nähe der Leiste und in der Regel nur in einem Bein. Im weiteren Verlauf kann die Muskulatur dieses Beines so sehr geschwächt werden, daß es kaum noch anzuheben und Treppensteigen nicht mehr möglich ist. Das geschah auch in einem Fall, an den ich mich sehr gut erinnere.

Worauf Oberschenkelschmerzen hindeuten

Die Patientin war eine ehemalige Ballettänzerin, die bereits seit einiger Zeit im Ruhestand lebte. In ihrer aktiven Zeit war sie beim Tanzen mehrmals schwer gestürzt. Sie hatte diese Unfälle gut überstanden, nur gelegentliche Kreuzschmerzen waren davon zurückgeblieben. Eines Tages erkrankte sie an einer schweren Erkältung und wurde wegen Verdachts auf eine Lungenentzündung in ein Krankenhaus eingeliefert. In dieser ungewohnten Umgebung fand sie keinen Schlaf und erlebte deshalb ganz bewußt den Beginn ihres neuen Leidens: An der Innenseite des rechten

Oberschenkels verspürte sie zuerst Mißempfindungen mit einem »Ameisenlaufen«, dann wurde die Haut an dieser Stelle sehr warm, und schließlich traten dort Schmerzen auf. Der Verdacht auf eine Lungenentzündung bestätigte sich nicht, die Frau wurde bald wieder entlassen. Die Erkältung dauerte noch mehrere Tage lang an – und jedesmal, wenn sie husten mußte, verspürte sie Schmerzen vom Kreuz her durch den Unterkörper zur Innenseite des rechten Oberschenkels.

Die Muskeln wurden immer schwächer

Das rechte Bein wurde immer schwächer

Die Schmerzen wurden zu ihren ständigen Begleitern. Sie waren bereits am Morgen da und traten tagsüber wiederholt auf, auch beim Spazierengehen, das ihr immer schwerer fiel. Weil sie deswegen das rechte Bein nicht mehr richtig gebrauchen konnte, wurde dessen Muskulatur immer schwächer. Aufstehen aus eigener Kraft war bald nicht mehr möglich, sie mußte sich jedesmal aufstützen. Treppensteigen fiel zunehmend schwerer, so daß sie es weitgehend vermied. Selbst gehen konnte sie schließlich nur noch mit Hilfe eines Stocks – worunter die einstige Tänzerin, die zuvor selbst im Alter noch einen stolzen, aufrechten Gang hatte, besonders litt. Die Ärzte vermuteten eine Durchblutungsstörung im rechten Bein als Grund für die Beschwerden. Sie planten, die Gefäßverengung zunächst genau festzustellen, dann entweder Medikamente dagegen einzusetzen oder sie mit einer Operation zu entfernen. Die alte Dame hatte große Angst davor. Sie suchte nach einer Alternative und fand nach einigen Umwegen in meine Praxis.

Der Patientin war deutlich anzusehen, wie sehr sie sich beim Gehen quälen mußte. Der Grund dafür:

Die Muskulatur des rechten Beines war teilweise geschwunden (atrophiert) und deutlich schwächer als die des linken; sie konnte dieses Bein nur noch maximal 20 Zentimeter hochheben. Die eigentliche Ursache dafür war in der Wirbelsäule zu finden: Lendenwirbel waren leicht verschoben und die Bandscheiben zwischen ihnen abgeflacht; der Bereich zwischen den Wirbeln L3 und L4 war derart empfindlich, daß ein geringer Druck genügte, um die stechenden Schmerzen an der Innenseite des rechten Oberschenkels auszulösen. Infolge dieser degenerativen Veränderungen war die Wurzel vom Ischias-Nerv eingeklemmt worden, und von ihm wurden die Schmerzen und die Lähmung des Beines ausgelöst.

Die Muskulatur war zum Teil geschwunden

Vitamine als zusätzliche Hilfe

Ich behandelte die Patientin mit der Ong-song-Therapie sowie zusätzlich mit hochdosierten B-Vitaminen, um die Heilung des geschädigten Nervs zu unterstützen, und mit einem Korsett, um die Wirbelsäule zu entlasten. Außerdem empfahl ich das Schlafen auf einer festen Matratze und verbot Heben, Tragen sowie jede andere zusätzliche Belastung. Auf diese Weise gelang es innerhalb von drei Wochen, die Schmerzen für immer zu stillen. Mit Hilfe von Bewegungsübungen aus dem Van-dong-Programm konnte die Muskulatur des rechten Beines wieder aufgebaut und gekräftigt werden, so daß selbst Treppensteigen bald wieder ungehindert möglich war. Mit großer Genugtuung blickte ich deshalb meiner Patientin hinterher, als sie meine Praxis nach dem letzten Besuch wieder mit aufrechtem, stolzem Gang verließ.

Die Kombination von Ong-song-Therapie und Van-dong-Programm erreichte die Heilung

Schmerzen im Knie: Welche Ursache zu selten bedacht wird

Falsche Diagnosen führen zu erfolglosen Therapien

Frauen und Männer aller Altersgruppen sind gleichermaßen von diesen Schmerzen betroffen, die entweder an einem inneren und äußeren Punkt oder im ganzen Kniegelenk auftreten und die bei längerem Gehen oder Stehen stärker werden. Sie sind relativ häufig ein Symptom von degenerativen Veränderungen der Lendenwirbelsäule, die den Ischias-Nerv beeinträchtigen. Weil sie die einzige Folge sein können, also nicht zugleich Kreuzschmerzen oder andere typische Beschwerden auftreten, wird an diese Ursache viel zu selten gedacht. Zwangsläufig werden häufig falsche Diagnosen wie Gelenkrheumatismus (rheumatoide Arthritis) gestellt und erfolglose Therapien durchgeführt. Der Fall eines relativ jungen Mannes von 37 Jahren ist ein Beispiel dafür.

Von Beruf war er Taxifahrer, sein ganzes Herz jedoch hing am Fußballspiel, das er als talentierter Außenstürmer aktiv ausübte. Bei einem bösen Foul wurde er zu Boden geschleudert und fiel dabei hart auf den Rücken. Er war rasch wieder auf den Beinen und spielte weiter, ungeachtet der Schmerzen im Kreuz und im linken Gesäß. Diesen Zwischenfall hatte er längst vergessen, als zwei Wochen später die ersten Folgen auftraten. Die Innenseite des linken Knies schmerzte; das besserte sich auch nicht bei der Selbstbehandlung mit einer Allround-Sportsalbe. Das Knie schwoll sogar leicht an, und die Schmerzen verstärkten sich bei längerem Stehen oder Gehen sowie nach dem Tragen von Lasten.

Im Krankenhaus wurde eine Entzündung im Kniegelenk festgestellt und etwas Flüssigkeit daraus abgesaugt; zudem wurden entzündungshemmende Mittel und Antibiotika verordnet. Diese und auch weitere Behandlungen besserten den Zustand nicht, er wurde sogar noch schlechter. Das linke Kniegelenk ließ sich nicht mehr richtig bewegen und deshalb das Bein nicht mehr vollends strecken; Autofahren war nicht mehr möglich und Fußballspielen erst recht nicht, was für den Mann noch schlimmer war. Bei Bettruhe allerdings vergingen die Beschwerden und beide Beine ließen sich gleich gut bewegen, was bei einer Entzündung nicht der Fall ist; beim Gehen danach traten die Schmerzen zudem erst nach einer Strecke von mehr als 100 Metern wieder auf. Diese Details wurden von den Ärzten nicht gebührend beachtet, und deshalb änderte man die Therapie nicht. Weil mit ihr dem Patienten jedoch nicht zu helfen war, wurde der Mann zum Frührentner. Und weiterhin bekam er in jedem Monat einmal Flüssigkeit aus dem Kniegelenk abgesaugt – insgesamt einundzwanzigmal.

Auch Antibiotika hatten keine Wirkung

Ein einfacher Test half weiter

Das alles half überhaupt nichts. Der einst so aktive Sportler konnte sich nur noch mühselig auf einen Stock gestützt bewegen. Er war völlig verzweifelt, als er in meine Praxis kam. Ich hörte mir seine Krankengeschichte an und machte sogleich die Probe aufs Exempel: Nach 20 Minuten Ruhe im Liegen vergingen die Beschwerden und das linke Kniegelenk ließ sich ebenso gut bewegen wie das rechte. Das war bereits ein deutlicher Hinweis auf eine neurologische Ursache, die bei der körperlichen Untersuchung dann zutage kam. Ich entdeckte eine auffällige Vorwölbung im Bereich zwischen dem dritten und vierten Lendenwirbel. Sie erwies sich als überaus empfindlich: Ein leichter Druck genügte, um einen stechenden

Die Schmerzen gingen von einer Vorwölbung zwischen Lendenwirbeln aus

Schmerz auszulösen, der über das Gesäß und die Rückseite des Oberschenkels bis in das linke Knie reichte. Röntgenaufnahmen bestätigten den Verdacht auf eine Degeneration in diesem Bereich: Die Lendenwirbel L3 und L4 hatten sich verschoben, die Bandscheibe zwischen ihnen war deutlich abgeflacht. Mit der Ong-song-Therapie war eine erfolgreiche Behandlung möglich. Ergänzend wurden Medikamente eingesetzt, und zwar ein »Antiphlogistikum« zum Hemmen der Entzündung und ein »Diuretikum«, das die Ausschwemmung von Flüssigkeit fördert, gegen das Ödem im linken Kniegelenk.

Diese Kombination der Mittel und Methoden zeigte bereits nach kurzer Zeit eine deutliche Wirkung. Der Patient vermochte immer besser und immer weiter zu laufen, ohne Schmerzen im Knie zu verspüren. Als er nach zwei Wochen zu einer Routineuntersuchung ins Krankenhaus kam, konnten die Ärzte kaum noch Flüssigkeit im erkrankten Knie feststellen. Der Zustand normalisierte sich weitgehend. Nach einem weiteren Monat konnte der Mann wieder Taxi fahren und ein halbes Jahr später sogar wieder versuchsweise kicken. Er hat jedoch versprochen, als Fußballer nie wieder aktiv zu werden, um sein geheiltes Kniegelenk zu schonen und keinen Rückfall zu provozieren.

Das Knie ist heute wieder ganz gesund

Wadenkrämpfe: Warum die Wirbelsäule schuld daran sein kann

Sprachen wir zuvor von vermeintlichen Wadenkrämpfen, wollen wir hier die echten Wadenkrämpfe ansprechen, die durch Wirbelsäulenschäden hervorgerufen werden können. Wadenkrämpfe sind weit verbreitet, zu selten wird allerdings an eine Reizung oder Schädigung des Ischias-Nervs als Ursache gedacht. Allzu häufig wird statt dessen ein Magnesium- und Calciummangel angenommen. Ob das tatsächlich der Fall ist, läßt sich leicht feststellen: Bei einem Mangel an den genannten Mineralstoffen kommt es auch in anderen Muskeln zu Krämpfen und nicht allein in der Wade, wenngleich dort am häufigsten; bei einer degenerativen Veränderung der Wirbelsäule treten ausschließlich Wadenkrämpfe auf. Die erstgenannte Ursache ist leicht zu beseitigen, dafür genügt die zusätzliche Zufuhr von Magnesium und Calcium mit einem rezeptfreien Präparat. Bei einer Irritation des Ischias-Nervs ist die Heilung schwieriger, wie der folgende Fall aus meiner Praxis beweist.

Woran zu erkennen ist, daß die Ursache für Wadenkrämpfe nicht in der Wirbelsäule liegt

Die Patientin war eine Schneiderin, 40 Jahre alt. Sieben Jahre lang hatte sie bereits Beschwerden, die von der Wirbelsäule herrührten; anfangs äußerten sich diese nur als Nackenschmerzen, später auch als Kreuzschmerzen. Dann erkrankte sie an einer echten Grippe (Influenza), in deren Verlauf die Wadenkrämpfe zum ersten Mal auftraten. Nach der Genesung vergingen diese nicht, sie wurden vielmehr häufiger. Sie traten nun sowohl am Tage beim Gehen als auch in der Nacht beim Liegen auf, verstärkten sich beim Husten oder Niesen und erstreckten sich über einige Tage hinweg. Daran änderte auch eine Behandlung mit Magnesium und Calcium nichts.

Wadenkrämpfe sowohl beim Gehen als auch beim Liegen

Eine Bandscheibe reizte den Nerv

Als die Schneiderin im Betrieb helfen wollte, einen schweren Container zu schieben, überlastete sie ihre Wirbelsäule. Plötzlich schoß ein Schmerz ins Kreuz und zog sich nach unten über Gesäß und Schenkel in die rechte Wade. Obgleich die Frau unverzüglich in ein Krankenhaus eingeliefert wurde, erkannten die

Der rechte Fuß war wie gelähmt

Ärzte nicht die wahre Ursache. Auch sie glaubten an einen Magnesium- und Calciummangel, verabreichten Injektionen mit diesen Mineralstoffen und schickten die Patientin nach Hause. Dort verschlechterte sich ihr Zustand. Nach zwei Wochen war ihr rechter Fuß wie gelähmt und dessen Zehen waren gänzlich taub. Diesmal ging sie nicht wieder ins Krankenhaus, sondern kam zu mir.

Ich diagnostizierte eine schwere Degeneration der Bandscheibe zwischen den Wirbeln L4 und L5, die den Ischias-Nerv ständig irritierte und dadurch die Wadenkrämpfe und die anderen Symptome auslöste. Ich bemühte mich, mit der Ong-song-Therapie die Störung in diesem Bereich zu beseitigen und eine normale Funktion der Wirbelsäule wiederherzustellen. Ich hatte Erfolg damit: Der Ischias-Nerv wurde von dem Druck befreit – und die Patientin von ihren Beschwerden.

Hilfe bei anderen Symptomen, die von der Wirbelsäule kommen

In diesem Kapitel habe ich bereits die häufigsten Erkrankungen und Schmerzzustände beschrieben, die durch Veränderungen der Wirbelsäule entstehen können. Die Darstellung erhebt keinen Anspruch auf Vollständigkeit. Denn die gleichen Ursachen können noch eine ganze Reihe anderer Beschwerden auslösen, die glücklicherweise in ihrer Häufigkeit seltener, für die Betroffenen jedoch ebenfalls sehr quälend sind. Als Beispiele dafür werde ich nun einige solcher Fälle aus meiner Praxis schildern. Aus ihnen wird ersichtlich, wie kompliziert der Verlauf und wie vielfältig die Symptome des Krankheitsgeschehens sein können, so daß man als Arzt mitunter zum Detektiv werden muß, um den Patienten endlich helfen zu können.

Zähne-Kopf-Syndrom: Wenn Zähneknirschen und Kopfschmerzen gemeinsam auftreten

Am Kopf liegen Halswirbelsäule, Kiefer, Zähne, Ohren, Gesichtshöhlen räumlich dicht beisammen, und es bestehen enge Zusammenhänge zwischen ihnen. Diese Komplexität führt häufig dazu, daß Beschwerden nicht dort zu verspüren sind, wo sie entstehen, sondern an ganz anderer Stelle. Das berücksichtigen die Zahnärzte, die mit der »Gnathologie« vertraut sind; das ist eine Methode, die Zähne und Kiefergelenk samt der Muskulatur und Bänder von Kopf, Hals und Nacken als eine Gesamtheit betrachtet und dementsprechend behandelt. Für die Gnathologen ist die Ong-song-Therapie oftmals eine wirkungsvolle Ergänzung, wenn nicht sogar eine logische Alternative zu ihrer eigenen Behandlungsmethode.

Womit sich die Gnathologie befaßt

Der Besitzer einer Wäscherei, 52 Jahre alt, kann das bestätigen. Er litt mehr als 20 Jahre lang unter Kopfschmerzen und hatte deswegen bei vielen Ärzten und auch Zahnärzten Hilfe gesucht, doch keine gefunden. Sein langes Leiden hatte mit einem an sich banalen Zwischenfall begonnen. Beim Schlittschuhlaufen stürzte der Mann und zog sich eine Beule auf der rechten Seite des Kopfes zu; diese schwoll dermaßen an, daß die Mütze nicht mehr darüberpaßte. Am nächsten Morgen erwachte er mit Kopfschmerzen, die von nun an nicht mehr vergingen. Anfangs waren sie noch einigermaßen erträglich. Sie traten nur am Morgen auf und verschwanden in den folgenden

Kopfschmerzen – mehr als 20 Jahre lang

Stunden von selbst. Im Laufe der Jahre wurden sie stärker und dauerten länger an, sie ließen sich nur noch mit Schmerztabletten ertragen.

Streß allein war nicht schuld

Zähneknirschen – eine weitere Folge

Je mehr der Mann arbeitete und je erfolgreicher er war, desto schlimmer wurden seine Kopfschmerzen. Für die Ärzte war deshalb der Fall klar. Sie vermuteten übermäßigen psychischen Streß als Ursache, verordneten Beruhigungsmittel und empfahlen Entspannung. Die Kopfschmerzen blieben unverändert stark, die nächsten Ärzte wurden konsultiert. Diese Odyssee führte den Betroffenen schließlich zu einem Zahnarzt. Dieser stellte die Diagnose »psychisch bedingte Okklusionsstörung«. Gemeint damit war: Übermäßiger Streß bedingt in der Nacht ein Aufeinanderpressen der Zahnreihen und ein Knirschen mit den Zähnen, deren Folge wiederum die Kopfschmerzen am Tage sind. Ausgehend davon begann eine aufwendige und langwierige Therapie: die Zähne bekamen neue Kronen, und neue Brücken wurden angefertigt; eine Aufbißschiene wurde angepaßt, die der Patient vor dem Schlafengehen einsetzen mußte; mit einem Test wurde geprüft, ob er allergisch gegen Amalgam ist – negativ. Das nächtliche Zähneknirschen besserte sich zwar, aber die Kopfschmerzen blieben. Die Okklusionsstörung war sehr wahrscheinlich ebenfalls nur ein Symptom, ganz sicher nicht die Ursache gewesen.

Gesund nach sechs Behandlungen

Diese fand sich erst, als der Mann in meine Praxis kam und ich auch seine Wirbelsäule untersuchte. Zuvor jedoch mußte ich mir regelrechte Wutausbrüche des

Patienten anhören: Über die vermeintliche Unfähigkeit der Ärzte; weil die Kopfschmerzen andauerten, mußte er weiterhin Tabletten dagegen einnehmen und die bereiteten ihm zusätzliche Magenschmerzen. Über die angebliche Geldgier der Ärzte; die bisherigen Behandlungen hatten ihn, wie er behauptete, ein kleines Vermögen gekostet. Als ich ihn endlich untersuchen konnte, stellte ich ausgeprägte degenerative Veränderungen der Halswirbelsäule fest. Sie waren Folgen des Sturzes beim Eislauf, hatten sich über Jahre und Jahrzehnte hinweg zu einer Gesundheitsgefahr entwickelt. Genauer gesagt: Die Halswirbel von C2 bis C4 waren gegeneinander verschoben und leicht verdreht, so daß in diesem Bereich bestimmte Nerven gereizt wurden. Dem Patienten war mit der Ongsong-Therapie rasch und gut zu helfen. Sechs Behandlungen genügten, um ihn von den chronischen Kopfschmerzen zu befreien. Seine schlechte Meinung über Ärzte änderte er leider nicht.

Nur sechs Behandlungen führten zur Heilung

Hals-Zungen-Syndrom: Wie Beschwerden im Mundraum zustande kommen können

Falls die Zunge sich ständig so pelzig anfühlt, als ob der Zahnarzt gerade eine betäubende Spritze gegeben hätte, und falls sie sich nicht mehr richtig bewegen läßt, womöglich sogar zu Schwierigkeiten beim Sprechen führt, ist höchstwahrscheinlich die Ursache dafür im Bereich der Halswirbelsäule zu finden. Verstärkt wird dieser Verdacht noch, wenn sich die Symptome in bestimmten Stellungen verstärken, beispielsweise wenn der Kopf nach hinten gestreckt oder einige Zeit lang sehr weit nach rechts bzw. links gehalten wird. Geht man dem nach, ist häufig eine Veränderung im Bereich der Halswirbel C1 und C2

Oft ist die Halswirbelsäule schuld

festzustellen, durch die der sogenannte Okzipital-Nerv (Nervus occipitalis) irritiert oder eingeklemmt wird. Diese Diagnose muß sehr sorgfältig gestellt und abgeklärt werden, denn auch andere Ursachen können schuld sein an den gleichen Beschwerden, etwa Fehlfunktionen der Kiefergelenke sowie Störungen des Trigeminus-Nervs oder des Hypoglossus-Nervs, der aus dem Gehirn zur Zungenmuskulatur führt, oder des Glossopharyngus-Nervs, der unter anderem für das Schlucken besonders wichtig ist. Stimmt die Diagnose, ist auch die Ong-song-Therapie sehr erfolgreich, wie der Fall einer 74 Jahre alten Dame beweist.

Andere Nerven machen gleiche Beschwerden

Eine Haarwäsche mit bösen Folgen

Bei ihr war es altersbedingt zu einer ausgeprägten Degeneration der Halswirbelsäule gekommen, die jedoch kaum Beschwerden bereitete. Die Dame legte großen Wert auf eine gepflegte Erscheinung und ging deshalb regelmäßig zum Friseur. Dabei kam es zu einer folgenschweren Komplikation: Sie hatte ihren Kopf zum Haarewaschen weit nach hinten gestreckt, als plötzlich ein blitzartiger Schmerz durch ihren Hals zuckte; unmittelbar danach wurde ihr schwindlig und schließlich sehr übel. Diese Begleitsymptome vergingen, die Schmerzen im Hals dagegen wurden stärker. Infolgedessen war der Kopf morgens kaum noch zu bewegen; der Hausarzt tat nichts anderes, als Schmerztabletten zu verschreiben. Kurze Zeit darauf kamen Schwierigkeiten beim Schlucken hinzu, so als ob ein Bissen im Hals stecken würde; der HNO-Arzt konnte jedoch keine organische Ursache dafür feststellen. Wenig später entstanden Schmerzen im oberen Bereich des Mundes und ein unerträgliches Kribbeln in der Zunge, die sich zudem kaum noch bewe-

Selbst das Schlucken gestaltete sich schwierig

gen ließ; der Zahnarzt zog einen Weisheitszahn, der zwar keine Beschwerden bereitete, in dem er aber die Wurzel des Übels sah. Auch diese Maßnahme blieb ohne Erfolg, das Leiden ging weiter. Schmerzen im Kiefergelenk verhinderten nun auch noch, daß der Mund normal weit geöffnet und das Essen richtig gekaut werden konnte.

Ein Zufall kam der Patientin zu Hilfe. Der nächste Arzt, den sie aufsuchte, schickte sie zum Röntgen; dieser Röntgenarzt kannte meine Therapie und gab ihr meine Adresse. Die Röntgenaufnahmen, die sie gleich mitbrachte, zeigten deutlich die starken Veränderungen der Halswirbelsäule. Einige Wirbelkörper waren gegeneinander verschoben, und Wirbelgelenke waren entzündet. Das hatte offensichtlich dazu geführt, daß nicht nur der Okzipital-Nerv in diesem Bereich eingeklemmt war, sondern auch der Hypoglossus- und der Glossopharyngus-Nerv davon betroffen waren. Bevor ich diese Ursache der Beschwerden behandelte, erhielt die Patientin Medikamente gegen die Entzündung sowie hochdosiertes Vitamin B_1 für die Nerven. Darauf folgte die Ong-song-Therapie. Innerhalb von drei Wochen gelang es, die Funktion der Halswirbelsäule so weit wiederherzustellen, daß der Druck vom Okzipital-Nerv genommen wurde und mit ihm auch die Symptome in Zunge, Kiefergelenk und Hals vergingen.

Erst Medikamente, dann die Therapie

Streßschäden: Wie ein Schlag des Schicksals ins Kreuz gehen kann

Die Tatsache, daß übermäßiger Streß das Herz und den Kreislauf beeinflussen kann, ist allgemein bekannt. Daß er sich auch schädigend auf Bandscheiben auswirken und darüber Kreuzschmerzen sowie

Psychischer Streß verspannt die Muskulatur und stört die Durchblutung – auch im Bereich der Wirbelsäule

Ischiasbeschwerden verursachen kann, wissen nur wenige. Diese Zusammenhänge sind sehr komplex, ich möchte sie verständlich und deshalb stark vereinfacht darstellen.

Psychischer Streß äußert sich in körperlichen Auswirkungen, auch im Bereich der Wirbelsäule. Zum einen durch eine Verspannung der Muskulatur, die einen stärkeren Druck auf die Bandscheiben ausübt. Zum anderen in einer Verminderung der Durchblutung, weil sich Blutgefäße verengen. Die Bandscheiben werden zwar – wie bereits beschrieben – nicht direkt über das Blut versorgt, sondern nehmen Sauerstoff und Nährstoffe aus dem umgebenden Gewebe auf; aber gerade deswegen ist der Mangel daran bei Streß besonders groß. Treffen diese Folgen des Stresses auf vorgeschädigte Bandscheiben, können sie zu einer Vorwölbung der Bandscheibe und ihren typischen Symptomen führen.

Große Sorge schadete der Bandscheibe

Angst nagt auch an der Bandscheibe

Ein solcher Fall aus meiner Praxis ist mir gut in Erinnerung. Er betraf eine Frau, damals 47 Jahre alt. Sie hatte einen schweren Schicksalsschlag erlitten. Ihr Mann war bei einem Autounfall schwer verletzt worden und lag bereits mehrere Monate in einer Spezialklinik. Die Ungewißheit, ob er überhaupt überleben oder – falls ja – behindert bleiben würde, bedeutete einen andauernden, sehr belastenden Streß für sie. Dieser steigerte sich noch, als ihr Mann einer Notoperation unterzogen werden mußte. Die Frau ertrug diese Belastung nach außen hin mit großer Fassung. In ihrem Inneren jedoch blieb dieser Streß nicht ohne Auswirkungen, insbesondere nicht für eine vorgeschädigte Bandscheibe. Eines Nachts erwachte sie mit schlimmen Schmerzen im Kreuz und in der rechten Wade sowie mit einem Gefühl im rechten Fuß, als ob alle Zehen »eingeschlafen« seien. Ursache war eine Bandscheibenvorwölbung in der Lendenwirbelsäule zwischen den Wirbeln L4 und L5, wie im Computertomogramm deutlich zu sehen war. Mit der Ongsong-Therapie konnte die Patientin relativ rasch von ihren Beschwerden befreit werden. Übrigens: Ihr Mann überstand die Krise nach der Notoperation, und von da an besserte sich allmählich auch sein Zustand.

Übermäßiges Schwitzen: Wie eine Nervenstörung bis in die Füße reichen kann

An zwei Punkte, die das vegetative Nervensystem betreffen, möchte ich des besseren Verständnisses wegen an dieser Stelle erinnern. Der erste: Vom vegetativen Nervensystem wird auch die Körpertemperatur geregelt, gewissermaßen vollautomatisch, unter anderem durch Kühlung der Haut beim Schwitzen. Der zweite: Die Funktion des vegetativen Nervensystems kann durch Veränderungen der Wirbelsäule gestört werden, so daß sogar die Fußsohlen unabhängig von der Umgebungstemperatur zuviel Schweiß absondern können. Diese Folge ist gewiß selten, aber ich habe sie in meiner Praxis erlebt.

Fußschweiß – ein Leiden, das die meisten Betroffenen verschweigen

Der Patient, 39 Jahre alt, war ein hochbegabter und sehr erfolgreicher Regisseur. Mit reichlich Humor kaschierte er im ärztlichen Gespräch das Leiden, das seit zwei Jahren zu einer immer größeren Plage wurde: Schweißfüße. Begonnen hatte es bei anstrengenden Dreharbeiten in Jugoslawien, danach war es kurz vergangen, dann jedoch aufs neue aufgetreten und derart stark geworden, daß der Mann sogar im Winter mehrmals am Tag die Socken wechseln mußte.

Er hatte wirklich nichts unversucht gelassen, aber Heilkräuter, Medikamente, Massagen, Akupunktur waren gänzlich wirkungslos geblieben. In mir sah er eine letzte Hoffnung.

Anfangs wußte ich nicht, ob ich ihm würde helfen können. Als er jedoch erzählte, daß das Schwitzen durch viel Arbeit und starken Streß verstärkt wurde, lenkte das meinen Verdacht auf Veränderungen der Wirbelsäule. Diese bestanden tatsächlich: Die gesamte Lendenwirbelsäule war geradegestreckt, ihre natürliche Wölbung fehlte; die Lendenwirbel L3, L4 und L5 waren gegeneinander verschoben, was an dieser Stelle am Rücken deutlich zu sehen war. Dadurch bedingt war in diesem Bereich das vegetative Nervensystem irritiert worden und infolgedessen das übermäßige Schwitzen der Füße entstanden. Auch dieser Fall ließ sich mit der Ong-song-Therapie behandeln, und zwar sehr gut. Nach drei Wochen lebte der Regisseur wieder auf ganz gesundem Fuß.

Die Lendenwirbel, von denen das Leiden ausging

5 *Problemfälle: Menschen, die besondere Schwierigkeiten wegen der Wirbelsäule haben*

Die Wirbelsäule ist zwar im Prinzip bei allen Menschen gleich aufgebaut, einigen Gruppen aber bereitet sie spezifische Probleme. Um sie geht es in diesem Kapitel, in dem ich die wichtigsten Gründe für diese Schwierigkeiten nenne und bewährte Maßnahmen dagegen empfehle.

Bei diesen Risikogruppen handelt es sich nicht etwa um Minderheiten – Millionen Menschen sind davon betroffen. Sehr viele von ihnen wissen leider nicht, warum und wie ihre Gesundheit in besonderer Weise gefährdet oder sogar bereits vorbelastet ist, und können sich deshalb nicht vor den Auswirkungen schützen. Gerade sie sollten deshalb dieses Kapitel sehr aufmerksam lesen. Es kann ihnen eine große Hilfe dabei sein, gesund zu bleiben bzw. wieder ganz gesund zu werden.

Veränderungen der Wirbelsäule gefährden zwar alle Menschen – aber manche haben ein zusätzliches Risiko

Die Gruppen mit einem besonderen Risiko sind:

- Frauen, deren Wirbelsäule nach wie vor durch die Hausarbeit und vor allem während einer Schwangerschaft und Entbindung, durch Heben und Tragen der kleinen Kinder mehr belastet ist als die der mei-

Bei Frauen tritt Osteoporose häufiger auf

sten Männer, und die deshalb auch mehr geschädigt wird; hinzu kommt, daß bei ihnen Knochenschwund durch Osteoporose weitaus häufiger und auch folgenschwerer ist.

- Männer, bei denen Veränderungen der Wirbelsäule zu Mißempfindungen im Bereich der Geschlechtsorgane führen und schwerwiegende Folgen wie z. B. Impotenz haben können; diese mögliche Ursache wird allzu selten weder von den behandelnden Ärzten berücksichtigt noch von den betroffenen Patienten bedacht.
- Kinder, die sehr viel häufiger von Erkrankungen der Wirbelsäule wie Skoliose betroffen sind, als allgemein bekannt ist, und die bereits von Geburt an unter den Folgen von Verletzungen der Wirbelsäule leiden können; rechtzeitiges Handeln kann ihnen lebenslanges Leiden ersparen, denn in der Wachstumsphase ist der Erfolg einer gezielten Behandlung und somit die Chance auf Heilung am größten.
- Senioren, bei denen altersbedingte Veränderungen der Knochen die Wirbelsäule und über sie andere Organe in Mitleidenschaft ziehen, ohne als eigentliche Ursache der Erkrankungen erkannt zu werden.
- Sportler, die schmerzhaft zu spüren bekommen, daß selbst die an sich so gesunde Bewegung eine Kehrseite haben kann, wenn sie nicht richtig ausgeführt und infolgedessen die Wirbelsäule überlastet wird.

Falsch ausgeführte sportliche Bewegung kann die Wirbelsäule schädigen

Warum Frauen häufiger zu leiden haben und wie ihnen zu helfen ist

Die Mehrzahl der Patienten, die wegen Schmerzen und Erkrankungen, die von der Wirbelsäule ausgehen, einen Arzt aufsuchen, sind Frauen; in meiner Praxis sind es etwa 65 Prozent. Das liegt nicht etwa daran, daß Frauen wehleidiger sind und bereits aus geringeren Anlässen behandelt werden wollen. Im Gegenteil: Männer mögen körperlich leistungsfähiger sein, Frauen hingegen können viele psychische Belastungen und auch Schmerzen besser ertragen.

Die Wirbelsäule der Frauen ist viel stärker belastet

Es ist leider eine Tatsache, daß Frauen häufiger Beschwerden haben, die von der Wirbelsäule herrühren. Der Grund dafür: Nicht die Wirbelsäule der Männer, sondern die der Frauen wird in unserer heutigen Gesellschaft stärker belastet. Während immer mehr Männer nur noch Maschinen steuern oder am Schreibtisch sitzen, müssen Frauen nach wie vor die Hausarbeit verrichten und die Kinder aufziehen, vor allem jedoch Schwangerschaft und Entbindung durchstehen. Aus alledem ergibt sich eine geschlechtsspezifische Mehrbelastung der Wirbelsäule und dadurch bedingt ein erhöhtes Risiko von Schmerzzuständen und Erkrankungen.

Menstruation: Wie sich der Körper während dieser Tage verändert

Vor allem Frauen im Alter von über 30 klagen während der Menstruation über Kreuzschmerzen, die sich bis ins Gesäß hineinziehen. In den meisten Fällen sind diese Schmerzen erträglich und nur relativ selten so stark, daß Tabletten eingenommen werden müssen oder Bettruhe eingehalten werden muß.

Diese Beschwerden können Folgen von Veränderungen sein, die während der Menstruation im Körper der Frau eintreten. In diesen Tagen erreicht nämlich die Produktion der weiblichen Geschlechtshormone in den Eierstöcken ihren Tiefpunkt. Folge dessen ist nicht

Hormone verändern Körper und Psyche

allein die Monatsblutung, der vorübergehende Mangel an Östrogen und Gestagen führt auch zu psychischen Symptomen von erhöhter Reizbarkeit bis depressiver Verstimmung sowie zu körperlichen Veränderungen: Der Zustand von Geweben verändert sich und mit ihm unter anderem die Spannung der Muskeln und Bänder im Bereich der Wirbelsäule. Infolgedessen verringert sich zeitweilig die nach vorn gerichtete Krümmung der Wirbelsäule (Lordose). In dieser Stellung ist sie weniger widerstandsfähig gegen Belastungen. Weil im Alltag von Haushalt und Beruf darauf keine Rücksicht genommen wird und die Belastungen unverändert bestehen bleiben, ist zwangsläufig das Risiko von Schädigungen größer. Deshalb kann es während der Menstruation häufiger zu Kreuzschmerzen kommen; selbst ein Bandscheibenvorfall mit Ischias-Schmerzen ist unter diesen Umständen möglich.

Frauen, die bereits schmerzhafte Erfahrungen dieser Art gemacht haben, sollten künftig während der Menstruation Rückfällen vorbeugen: körperliche Belastungen meiden, mehr Ruhepausen einlegen und sich bei den ersten Anzeichen von Kreuzschmerzen auf eine feste Matratze legen, bis die Beschwerden vergangen sind.

Wechseljahre: Wie Osteoporose die Knochen brüchig werden läßt

Mit den Wechseljahren entsteht eine spezifische Gefahr für die Wirbelsäule der Frau. Weil von nun an immer weniger Östrogene gebildet werden, mangelt es bald auch an Calcium als Baustoff für die Knochen. Diese Folgewirkung beruht auf zwei Ursachen. Zum einen wird im Darm weniger von diesem Mineralstoff aus Nahrungsmitteln aufgenommen; zum anderen wird mehr Calcium aus Knochen ausgelagert und mit dem Urin ausgeschieden. Die Folge ist Osteoporose, volkstümlich »Knochenschwund« genannt. Sie ist ein typisches Frauenleiden; von den etwa sieben Millionen Patienten in Deutschland sind 90 Prozent Frauen. Die Wirbelkörper sind als erste von der Osteoporose betroffen. Sie werden morsch und spröde, so daß sich die Wirbelsäule verkrümmt und es zu Einbrüchen der Wirbel kommen kann. Diese Veränderungen bedingen eine Abnahme der Körpergröße sowie chronische Rücken- und Gelenkschmerzen. Die Schmerzen werden noch verstärkt, wenn zugleich die Knochenhaut gereizt wird und wenn der Knochen zuwenig Nährstoffe erhält, weil die Muskulatur verspannt und dadurch die Durchblutung gestört ist. Altersbedingt verlieren auch die Bandscheiben zunehmend an Flüssigkeit; sie werden flacher und verschieben sich leichter. Alle diese Veränderungen können Nervenbahnen einengen und Nervenwurzeln reizen, zu Schmerzzuständen und Erkrankungen, die von der Wirbelsäule ausgehen, führen. Weil sich diese Folgen in vielen Fällen an weit entfernten Stellen manifestieren, werden sie irrtümlicherweise anderen Erkrankungen zugeschrieben oder als »natürliche Alterserscheinungen« verharmlost.

Mangel an Calcium läßt die Knochen brüchig werden

Drei Gründe für den Knochenschwund

Osteoporose ist eine Krankheit, die jeden von uns mit zunehmendem Alter betreffen kann – überwiegend zwar Frauen, zunehmend aber auch Männer. Es gibt drei Gründe dafür.

Erstens: Die stark gestiegene durchschnittliche Lebenserwartung von 79 Jahren für Frauen und 72 Jah-

Weil die Menschen älter werden, ist ihr Risiko größer

ren für Männer in Deutschland führt dazu, daß es bei immer mehr Menschen zu Knochenschwund kommt. Unsere Vorfahren vor 5000 Jahren hatten nur eine durchschnittliche Lebenserwartung von etwa 35 Jahren. Für diese Zeitspanne reichte die Haltbarkeit der Knochen aus; sie starben noch bevor Osteoporose entstehen konnte.

Zweitens: Die Wirbelsäule hat sich in der kurzen Zeit der Evolution noch nicht optimal der Beanspruchung durch den aufrechten Gang anpassen können.

Drittens: Die moderne Lebensweise mit einem Mangel an Bewegung führt zu einer Abnahme der so wichtigen Dauerbelastung von Knochen, Muskeln und Sehnen; auch falsche Ernährung und Mißbrauch von Medikamenten begünstigen das Entstehen der Osteoporose.

Vorbeugung gegen Osteoporose möchte ich allen Frauen schon im Alter ab 30 empfehlen. Die wichtigsten Maßnahmen dafür sind: täglich mindestens 1200 Milligramm Calcium in Form von fettarmer Milch und mageren Milchprodukten aufnehmen und sich mindestens dreimal in der Woche jeweils 20 bis 30 Minuten lang Bewegung verschaffen bei Walking oder Laufen, Radfahren, Schwimmen oder anderen Ausdauersportarten.

Hormone sind eine gute Medizin

Zur Behandlung und Vorbeugung der Osteoporose gibt es verschiedenste Medikamente mit Wirkstoffen wie Fluoride, Calcitonin und Bisphosphonate; welches jeweils die beste Wirkung hat, muß der Arzt individuell entscheiden. Gute Erfahrungen wurden mit einer »Substitutionstherapie« gemacht: Gleich nach den Wechseljahren werden die Östrogene, die nun dem Körper der Frau fehlen, mit Medikamenten zugeführt, damit es erst gar nicht zu einer Osteoporose kommt. Die Östrogene werden dabei zeitweilig mit Gestagen kombiniert, weil das den natürlichen Gegebenheiten im Menstruationszyklus entspricht und unerwünschten Nebenwirkungen vorbeugt. In jedem Fall muß diese Hormontherapie unter ständiger Kontrolle durch den Frauenarzt erfolgen.

Medikamente und Ong-song-Therapie ergänzen sich

Die Ong-song-Therapie ist eine ideale Ergänzung der Behandlung. Denn bei der Osteoporose kommt es häufig zu einem Teufelskreis, der mit ihrer Hilfe durchbrochen werden kann. Eine Degeneration im Skelett führt zu sehr schmerzhaften Muskel- und Sehnenverspannungen, dadurch wird die Knochenhaut weiter gereizt und Schmerzen und Verkrampfungen nehmen zu. Viele Patientinnen verhalten sich ganz ruhig und bewegen sich so wenig wie möglich, weil ihnen jede Anstrengung zur Qual wird; manche bleiben deshalb sogar wochenlang im Bett. Dadurch bedingt verschlechtert sich ihr Zustand noch weiter. Die Muskulatur bildet sich zurück, und die Knochen werden noch brüchiger, nicht nur die der Wirbelsäule, sondern auch die von Beinen und Füßen, Armen und Händen.

Langes Liegen schadet den Knochen

Natürliche Hilfe mit großer Vorsicht

Mit Hilfe der Ong-song-Therapie wird es den Patientinnen möglich, sich wieder richtig zu bewegen und dadurch der Osteoporose entgegenzuwirken. In diesen Fällen jedoch ist die Behandlung kompliziert und zeitaufwendig. Sie muß besonders behutsam erfolgen, denn die degenerierte Wirbelsäule ist anfällig und verletzlich. Die Therapie zieht sich über Monate hin, denn in einigen Wochen sind keine Erfolge gegen Knochenschwund zu erzielen. Sie erfordert besonders

Wichtig sind Mitarbeit und Ausdauer der Osteoporose-Patientinnen

intensive Mitarbeit und Ausdauer der Patientinnen. Werden diese Besonderheiten bedacht, trägt die Ongsong-Therapie wesentlich dazu bei, die Osteoporose auf natürliche Weise zu heilen bzw. zu lindern.

Zeitgleich mit den Wechseljahren kann die Degeneration der Wirbelsäule ein Stadium erreichen, das nun zu verschiedenartigen Beschwerden führt. Diese werden häufig als Folgen der hormonellen Veränderungen im Körper der Frau verkannt und zwangsläufig falsch behandelt.

Typisch dafür ist der Fall einer Sekretärin, 47 Jahre alt, die bei einem Freund von mir arbeitet, jedoch in letzter Zeit allzu oft bei der Arbeit fehlte. Mal waren Kopfschmerzen oder Rückenschmerzen der Anlaß dafür, dann wieder Schwindelgefühl und Ohrgeräusche; schließlich klagte sie über Wadenkrämpfe und darüber, daß sie zeitweise die Füße oder Hände nicht richtig bewegen konnte, weil diese »eingeschlafen« waren.

Jeder Arzt stellte eine andere Diagnose

Die Frau war wegen dieser Symptome bereits bei mehreren Ärzten gewesen. Jeder hatte eine andere Diagnose gestellt und eine andere Therapie verordnet. Der Hausarzt sah in einem Magnesium- und Calciummangel die Ursache der Wadenkrämpfe und behandelte mit hohen Dosen der Mineralstoffe – ohne jeden Erfolg. Der Internist vermutete eine rheumatische Erkrankung und verschrieb Antirheumatika, die keine Wirkung zeigten, jedoch eine unangenehme Nebenwirkung hatten – die Patientin bekam Magenschmerzen. Der Gynäkologe sah in allen Symptomen Anzeichen der beginnenden Wechseljahre und behandelte diese vermeintlichen »klimakterischen Beschwerden« mit Hormonpräparaten – der Zustand der Patientin besserte sich nicht.

und sie fehlte nach wie vor häufig bei der Arbeit. Mein Freund schätzte sie zwar als eine tüchtige Sekretärin, aber er war auch ungehalten darüber, daß er sich nun nicht mehr auf ihre Arbeitskraft verlassen konnte. In dieser Situation bat er mich, den Fall zu übernehmen.

Krank seit der Schwangerschaft

Das schwere Leben mit den Schmerzen – und die wirksame Hilfe durch die Ong-song-Therapie

Die Krankengeschichte der Patientin war sehr aufschlußreich. Sie hatte vor 16 Jahren begonnen, und zwar während der zweiten Schwangerschaft. Damals hatte die Frau erstmals unter Kreuzschmerzen zu leiden gehabt, die häufig auftraten und mitunter so stark waren, daß sie bis zu zwei Wochen lang im Bett bleiben mußte. Nach der Geburt des Kindes wurden diese Beschwerden zwar geringer und seltener, aber gänzlich vergingen sie nicht. Wenn die Patientin längere Zeit sitzen oder stehen mußte, tat ihr das Kreuz wieder weh; mitunter wanderten die Schmerzen von dort ins Gesäß, in die Schenkel oder bis in die Waden. Wenn sie sich dann hinlegen und ausruhen konnte, besserte sich ihr Befinden langsam wieder. Auf diese Weise gelang es ihr, mit den Beschwerden zu leben. Seit einigen Jahren jedoch kamen die schon beschriebenen weiteren Symptome hinzu, die so schlimm waren, daß sie oft nicht zur Arbeit gehen konnte – und die als Wechseljahrbeschwerden verkannt worden waren.

Die wahre Ursache des Leidens waren degenerative Veränderungen der Wirbelsäule, bedingt durch Osteoporose, wie die Röntgenaufnahmen und die genaue körperliche Untersuchung ergaben. Die Patientin wurde daraufhin mit der Ong-song-Therapie behandelt. Im Laufe von acht Wochen besserten sich ihre Beschwerden zunehmend, und im weiteren Verlauf vergingen sie fast völlig. Heute fühlt sich die Frau wieder gesund und leistungsfähig – und auch ihr Chef hat keinen Grund zur Klage mehr.

Geschlechtsverkehr: Warum die Wirbelsäule gefährdet sein kann

Sex kann zu Komplikationen an der Wirbelsäule führen, die jedoch zu vermeiden sind

Keine der Betroffenen spricht zwar gerne darüber, aber dieses Problem ist gar nicht so selten, wie ich in meiner Praxis erfahren habe: Vehemente Bewegungen beim Geschlechtsverkehr können zu einer ernstzunehmenden Gefährdung der Wirbelsäule werden und akute Schmerzen oder folgenschwere Komplikationen verursachen. Als weitere Risikofaktoren können ungewöhnliche Körperstellungen, ein großes Körpergewicht des Mannes, ein allzu weiches Bett sowie die sich steigernde körperliche Spannung beim nahenden Orgasmus hinzukommen. Es ist nicht möglich, allgemeingültige Ratschläge für diesen intimen Bereich zu geben. Nur soviel: Beim Sex sollten übermäßige körperliche Anstrengungen und extreme Körperstellungen vermieden werden. Im Zweifelsfalle sollte man den Arzt befragen – und damit nicht zu lange warten, wie der Fall eines Paares beweist.

Der Fall Lisa und Sándor

Lisa und Sándor waren lange Zeit meine Nachbarn und gute Freunde gewesen. Dann zogen sie in eine andere Stadt, und der Kontakt zwischen uns brach ab. Fünf Jahre später stand Sándor plötzlich vor mir. Er besuchte mich als Freund, der mich stürmisch umarmte, und auch als Patient, der mir die Geschichte seiner Ehe erzählte, die kurz vor der Scheidung stand.

Die Schmerzen waren unerklärlich

Begonnen hatte sie vor drei Jahren. Anfangs klagte die junge Ehefrau über verschiedenste Beschwerden, über Kreuzschmerzen und Schwindelgefühl sowie über eine derart große Müdigkeit, daß sie abends gleich ins Bett ging. Alle Bemühungen der Ärzte um Abhilfe blieben ohne jeden Erfolg. Bei Wetterwechsel verschlechterte sich der Zustand so sehr, daß die Frau nicht durchschlafen konnte und von ihrem Mann verlangte, sie mehrmals in der Nacht zu massieren. Vor einem Jahr verschlechterte sich das ohnehin gespannte Verhältnis zwischen den Eheleuten. Sie lehnte jegliche zärtlichen Annäherungsversuche ab, er reagierte voller Zorn darauf. Nach mehreren Monaten endlich nannte sie den Grund für ihr abweisendes Verhalten: Sie hatte große Angst vor dem Geschlechtsverkehr, weil sie dabei jedesmal unerklärliche Schmerzen verspürte. Die Eheleute beschlossen, dieses Problem mit Hilfe von Ärzten zu lösen. Die Frau konsultierte mehrere Gynäkologen und war sogar längere Zeit bei einem Psychotherapeuten in Behandlung. Keiner konnte die wahre Ursache feststellen, und keine der Therapien war hilfreich.

Angst vor Schmerzen störte das Leben zu zweit

Für Lisa und Sándor wurde die Situation unerträglich. Sie lebten nur noch nebeneinander her, sahen keinen Sinn mehr in ihrer Ehe und sprachen bereits über Scheidung. Sándor jedoch bestand darauf, vorher mich um Rat zu fragen – als Freund und auch als Arzt. Deshalb war er gekommen und hatte glücklicherweise Lisa mitgebracht, sie wartete im Vorzimmer. So konnte ich gleich mit ihr sprechen. Sie bestätigte im wesentlichen den Bericht ihres Mannes und fügte noch sehr wichtige Einzelheiten hinzu: Die Schmerzen beim Geschlechtsverkehr setzten jedesmal nach

Die »Stromstöße« waren unerträglich

wenigen Minuten ein. Sie waren im Bereich der Geschlechtsorgane besonders stark, strahlten mitunter in den Rücken aus. Sie wurden »wie Stromstöße« wahrgenommen und waren so schlimm, daß die Frau sie nicht lange ertragen konnte. Nahm ihr Mann Rücksicht darauf, hörten die Schmerzen bald wieder auf.

Lendenwirbel waren deformiert

Durch gezielte Fragen kam ich der wirklichen Ursache dieses Leidens näher. Die Probleme mit dem Rücken hatten begonnen, als sich das Ehepaar ein kleines Haus baute. Weil das Geld knapp war, mußte auch die Frau mit anpacken. Diese ungewohnte Arbeit überlastete spürbar ihre Wirbelsäule. Nachdem sie einmal mitgeholfen hatte, Baumaterial in den Keller zu tragen, hatte sie noch tagelang Kreuzschmerzen. Diese Schilderung ließ in mir einen Verdacht aufkommen. Um ihn abzuklären, ordnete ich Röntgenaufnahmen an. Als Lisa und Sándor diese beim nächsten Termin mitbrachten, waren auf ihnen deutliche Veränderungen zu sehen: Die Lendenwirbelsäule der Frau war stark deformiert, ihre natürliche Wölbung war verschwunden, und einige Wirbel hatten sich seitlich verschoben. Mit diesem Befund ließen sich die Beschwerden erklären: Die Kombination aus den Bewegungen und dem beachtlichen Körpergewicht des Mannes verstärkten beim Geschlechtsverkehr die Veränderungen der Lendenwirbelsäule, so daß Nervenbahnen in diesem Bereich gereizt und dadurch die Schmerzen ausgelöst wurden.

Ong-song-Therapie rettete auch die Ehe

Es war mir eine ganz besondere Freude, Lisa – und damit zugleich auch Sándor – mit Hilfe der Ong-song-Therapie helfen zu können. Bereits nach drei Wochen hatten sich die Beschwerden wesentlich gebessert, und nach etwa gleich langer Zeit traten auch die Schmerzen beim Sex nicht mehr auf. Von Scheidung war nun keine Rede mehr, die Ehe war wieder glücklich wie zuvor. Nach einem Jahr erhielt ich eine Geburtsanzeige: Lisa war Mutter eines prächtigen Jungen geworden.

Beschwerden in den Geschlechtsorganen: Welche Symptome sonst noch auftreten können

Die Degeneration der Lendenwirbelsäule, insbesondere des Kreuzbeins, kann die Funktion der Geschlechtsorgane auf verschiedene Weise stören und unterschiedliche Symptome verursachen. So können die gerade geschilderten Beschwerden nicht nur beim Geschlechtsverkehr auftreten, sondern auch bei anderen Gelegenheiten. Insbesondere bei Frauen mit Veränderungen des Kreuzbeins können langes Gehen, schweres Tragen oder anstrengendes Arbeiten in der gleichen Körperhaltung ebenfalls Schmerzen auslösen, die in die Rückseite des Oberschenkels ausstrahlen oder die wie ein »Stromstoß« oder »Messerstich« im Unterleib empfunden werden. Andere Frauen verspüren Mißempfindungen wie Kribbeln im Bereich von Scheide und After, die durch körperliche Belastung bei der Arbeit oder durch hormonelle Umstellung während der Menstruation verstärkt werden; die Empfindungen während des Orgasmus können dadurch erheblich gestört werden.

Wenn das Kreuzbein der Frau eine Schwachstelle ist, kann das vielfältige Folgen haben

Ein Problem ist bei älteren Frauen mit erheblichen degenerativen Veränderungen der Lendenwirbelsäule relativ häufig, und zwar das der trockenen Scheide. Dazu kann es kommen, wenn das vegetative Nervensystem in Mitleidenschaft gezogen ist und deshalb bei sexueller Erregung die Schleimhäute nur unzulänglich oder überhaupt nicht feucht werden. Alle diese Patientinnen brauchen keinen Frauenarzt, sondern einen Orthopäden oder – besser noch – einen Experten für die Ong-song-Therapie. Wie hilfreich diese Behandlungsmethode bei bestimmten Frauenleiden ist, möchte ich mit dem Fall einer Menstruationsstörung belegen, der an sich nicht besonders häufig ist, mich aber sehr beeindruckt hat.

Kreuzschmerzen alle vier Wochen

Ein schweres Leiden schon in jungen Jahren

Die Patientin war eine junge Frau im Alter von 32 Jahren, Graphikerin in einem Trickfilmstudio. Sie hatte bereits mit 22 Jahren geheiratet, denn sie wollte so bald wie möglich Kinder bekommen. Dieser sehnliche Wunsch erfüllte sich leider nicht, vielmehr traten ab dem Alter von 24 Jahren immer neue Beschwerden auf. Zunächst waren es Kreuzschmerzen, die sich in den Tagen vor und während der Menstruation verstärkten und gelegentlich so schlimm waren, daß die Frau nicht aufstehen konnte. Ein Jahr später kam eine Menstruationsstörung hinzu: Die Regelblutung dauerte von nun an länger als gewöhnlich (Menorrhagie). Mehrere Monate lang zögerte sie, deswegen zum Arzt zu gehen. Sie hoffte darauf, daß diese Störung spontan vergehen würde, und versuchte, als das nicht geschah, alternative Methoden wie Akupunktur. Eine Besserung wurde nicht erreicht, der Zustand verschlechterte sich sogar noch. Die Patientin wurde jetzt nicht nur von Kreuzschmerzen geplagt, sie war nun auch ständig müde und verlor rasch an Gewicht.
Als sie endlich einen Gynäkologen aufsuchte, war sie um mehr als fünf Kilogramm abgemagert. Die Laboruntersuchung ergab zuwenig Hämoglobin im Blut (das ist der rote Blutfarbstoff, der Sauerstoff zu den

Zellen transportiert) als Folge der größeren Blutverluste bei den länger dauernden Monatsblutungen und als Ursache der Müdigkeit. Den Ursprung der Beschwerden vermochte der Arzt nicht zu entdecken. Er verordnete ein Hormonpräparat. Die Regelblutung normalisierte sich, und die meisten Beschwerden vergingen, nur der Kreuzschmerz in den Tagen vor und während der Menstruation dauerte unverändert an. Nach sechs Monaten der Therapie setzte die junge Frau das Hormonpräparat eigenmächtig ab. Sie glaubte, nun ganz gesund zu sein, und wollte sich den Wunsch nach einem Kind erfüllen. Zu ihrer großen Enttäuschung mußte sie feststellen, daß ihr Zustand unverändert war: Die Schwangerschaft blieb aus, die Menstruationsstörung trat wieder auf. Ihr blieb nichts anderes übrig, als weiterhin die Hormone einzunehmen. Dennoch unternahm sie noch einigemal denselben Auslaßversuch, jedesmal mit demselben negativen Ergebnis.

Ein Hormonpräparat konnte nicht helfen

Abweichung um wenige Millimeter

Insgesamt hatte die Patientin bereits fünf Ärzte konsultiert und mehr als drei Jahre Zeit verstreichen lassen, bevor sie in meine Praxis kam. Anlaß dazu war nicht etwa die Menstruationsstörung, sondern der andauernde Kreuzschmerz gewesen. Dessen Ursache konnte ich bei der Untersuchung eindeutig ausmachen. Trotz des jungen Lebensalters war es bereits zu Veränderungen der Lendenwirbelsäule gekommen: Die Wirbel L1, L2 und L3 waren um ein bis zwei Millimeter nur geringfügig gegeneinander verschoben, im Bereich der Wirbel L4 und L5 sowie L5 und S1 bestand eine leichte Entzündung. Dementsprechend ergänzte ich die Behandlung mit Gaben eines ent-

Alle Lendenwirbel waren verändert

zündungshemmenden Medikamentes, mit Vitamin B_1 in hoher Dosierung und zusätzlich noch mit einem Beruhigungsmittel zur Entspannung der Muskulatur in diesem Bereich der Wirbelsäule. Die Ong-song-Therapie jedoch war das Wichtigste. Nach drei Wochen aktiver Behandlung waren die verschobenen Wirbelkörper wieder in ihrer normalen Position, auch die Entzündungen waren abgeklungen, und die Muskulatur war entspannt. Der Zustand der Patientin hatte sich bereits in dieser kurzen Zeit erheblich gebessert. Sie hatte keine Kreuzschmerzen mehr und sogar etwas an Gewicht zugenommen.

Nach der Heilung kam das Wunschkind

Übrigens: Während der Therapie hatte sie mir auch von der Menstruationsstörung und von ihrem unerfüllten Kinderwunsch erzählt. Ich hatte der Frau zwar diesbezüglich keine Hoffnungen gemacht, wohl aber angenommen, daß möglicherweise ein Zusammenhang zwischen der verlängerten Monatsblutung und der degenerierten Wirbelsäule bestehen könnte. Beim Abschlußgespräch nach der letzten Ong-song-Therapie schlug ich ihr deshalb vor, versuchsweise noch einmal das Hormonpräparat abzusetzen. Sie tat es – und zu ihrer großen Überraschung verlief die Menstruation von nun an ganz normal. Die größte Freude jedoch folgte noch: Die junge Frau wurde schwanger. Sie ist mittlerweile sogar Mutter zweier gesunder Kinder.

Schwangerschaft und Entbindung: Was Frauen selbst für die Gesundheit ihrer Wirbelsäule tun können

Die neun Monate der Schwangerschaft sowie die Entbindung bedeuten eine große Belastung für den Körper der Frau, auch für ihre Wirbelsäule. Vor allem die

Gewichtszunahme durch das Wachstum des Kindes, durch die Vergrößerung der Brüste und des Bauches führt zu erheblichen statischen Veränderungen, aus denen wiederum große Belastungen für die Wirbelsäule resultieren und letztendlich körperliche Beschwerden. Da ist es kein Wunder, daß viele Frauen vor allem in der letzten Phase der Schwangerschaft häufig Rückenschmerzen haben. Auch Schmerzen zwischen den Schultern und in der Brust, Schmerzen in Kopf oder Hals, Schulter und Arm können durch dieselbe Ursache entstehen. Es kann sogar vorkommen, daß der Ischias-Nerv derart gereizt wird, daß die charakteristischen ausstrahlenden Schmerzen vom Kreuz in das Bein und bis in die Fußspitze auftreten.

Veränderungen, die mit der Schwangerschaft verbunden sind

Große Belastung bei der Entbindung

In der Regel vergehen alle diese Beschwerden nach der Entbindung von selbst, weil nun die Wirbelsäule wieder entlastet ist. Andererseits jedoch kann diese Situation der Beginn eines neuen Leidens sein. Um die Frucht aus dem Mutterleib austreten zu lassen, sind während der Entbindung alle Muskeln des Körpers angespannt, insbesondere die des Bauches und des Rückens. Diese übermäßige Anspannung kann ungünstigenfalls zu Wirbelveränderungen, zum Beispiel zu Wirbelgleiten, im Bereich der Lendenwirbelsäule führen. Das ist ein Grund dafür, warum manche Frauen, die vor oder während der Schwangerschaft beschwerdefrei waren, nach der Geburt des Kindes unter Rückenschmerzen und anderen Beschwerden von der Wirbelsäule her zu leiden haben. Dieses Risiko ist bei den Frauen besonders groß, die bereits Veränderungen der Wirbelsäule oder sogar Krankheiten wie Skoliose oder Spondylose haben.

Risiken, die bei der Entbindung entstehen

Selbst nach der Entbindung ist die Zeit der Gefahr für die Wirbelsäule noch nicht vorbei. Die Muskulatur von Bauch und Kreuz sowie das Bindegewebe der Wirbelsäule sind überdehnt und schwach. Die Wölbung der Wirbelsäule hat sich verändert, durch verstärkte Vorwölbung der Lendenwirbelsäule ist eine »Hyperlordose« entstanden. Infolgedessen verändert sich die Stellung der gelockerten Wirbelgelenke noch weiter, und weil sie von den überdehnten Bändern nicht mehr so kräftig zusammengehalten werden können, erhöht sich gleichzeitig auch die Gefahr von Verletzungen.

Gefahren, die von überdehnten Bändern ausgehen

Dazu kommt es vor allem dann, wenn die Wirbelsäule der Frau nach der Entbindung wieder stark belastet wird, beispielsweise beim Herausheben des Kindes aus dem Bett oder beim Tragen des Kinderwagens oder beim Umgang mit der Wäsche. Viele Mütter klagen deshalb solange über Rückenschmerzen, bis ihre Kinder endlich so groß geworden sind, daß sie auf eigenen Beinen stehen können.

Spezielle Vorbeugung mit Van-dong

Es liegt zu einem Gutteil an den betroffenen Frauen selbst, derartige Beschwerden als Folge von Belastungen während der Schwangerschaft und der Entbindung sowie in der Zeit danach zu vermeiden. Was sie tun können, das hängt unter anderem vom Zeitpunkt ab.

Vorsorge durch das Van-dong-Programm

Bestehen bereits Veränderungen der Wirbelsäule, sollten diese möglichst schon vor einer geplanten Schwangerschaft behandelt werden. Diese vorsorgliche Therapie vergrößert die Chance, einer Verschlechterung des Zustands und dadurch bedingten Schmerzen zu entgehen. Allen anderen Frauen emp-

fehle ich die regelmäßige Anwendung des Van-dong-Programms, um mit den Übungen die Wirbelsäule derart zu stärken, daß sie die Belastungen während der neun Monate besser ertragen kann.
Treten leichte Beschwerden erst während der Schwangerschaft auf, muß deswegen nicht gleich ein Arzt aufgesucht werden. Statt dessen sollte versucht werden, die auslösenden Faktoren zu beseitigen, zum Beispiel schwere körperliche Belastung durch zeitweiligen Wechsel des Arbeitsplatzes oder starken psychischen Streß durch Entspannungsübungen, und eine Massage durch den Partner tut Körper und Seele gleichermaßen gut. Sollten diese Maßnahmen ihre Wirkung verfehlen, muß der Arzt helfen.

Gezielte Gymnastik im Wochenbett

Dauern die Rückenschmerzen noch fünf bis sechs Wochen nach der Geburt des Kindes an, ist vorsichtshalber ein Arzt zu konsultieren. In den meisten Fällen ist der Mutter mit konsequenter »Wochenbettgymnastik« gut zu helfen; weil dadurch die Muskulatur von Bauch und Rücken gezielt gestärkt wird, vergehen die Beschwerden, die von der Wirbelsäule herrühren.
Halten sich die Rückenschmerzen jedoch hartnäckig, kann die Patientin mit Hilfe der Ong-song-Therapie behandelt werden. Meiner Erfahrung nach genügen in der Regel vier bis fünf Behandlungen, um ihre Gesundheit wiederherzustellen.

Nachsorge mit Gymnastik und Korsett

Zur Vorbeugung gegen Beschwerden, die von der Wirbelsäule herrühren, sollten in der Zeit nach der Entbindung (und auch für den Rest des Lebens) grundsätzlich alle Empfehlungen befolgt werden, die ich im Rahmen des Van-dong-Programms in Kapitel 2 gegeben habe. Speziell hinzu kommt der gute Rat, einige Monate lang ein Korsett zu tragen, das die Bauchmuskulatur unterstützt und die Wirbelsäule entlastet. Wie wirksam das ist, weiß ich aus Asien. Dort ist es Brauch, der Frau nach der Entbindung ein langes Tuch zu schenken, das sie sich um die Hüfte wickelt und das quasi die schützende Funktion eines Korsetts übernimmt.

Was Männern große Sorgen bereitet und welche Therapie sie davon befreit

Es besteht ein Unterschied zwischen den Geschlechtern, was den Zusammenhang zwischen Schädigung der Wirbelsäule und Störung der Sexualität betrifft: Männer haben erfahrungsgemäß weniger darunter zu leiden als Frauen. Einige berichteten mir sogar, daß der Geschlechtsverkehr ihre Schmerzen lindert. Das mag damit zu erklären sein, daß der Mann dabei der aktivere Partner ist und seine rhythmischen Körperbewegungen die Muskelverspannungen eher lösen.

Wie Veränderungen der Wirbelsäule der Manneskraft schaden – und warum die Ong-song-Therapie dagegen helfen kann

Dennoch können krankhafte Veränderungen im Bereich der Wirbelsäule auch bei Männern zu Symptomen im Bereich der Geschlechtsorgane führen. Relativ häufig sind es sehr unangenehme Mißempfindungen wie »Nadelstiche« oder »Ameisenlaufen«. Sie mindern zwar nicht die sexuelle Leistungsfähigkeit, können aber das Gefühl beim Orgasmus beeinträchtigen. Sie entstehen durch Veränderungen oder nach Verletzungen der Wirbelsäule, die periphere Kontrollnerven oder das vegetative Nervensystem reizen oder schädigen und sie dadurch in ihrer Funktion stören. Überwiegend sind Männer im mittleren Alter davon betroffen, die wegen degenerativer Veränderungen auch Schmerzen im Kreuz (Lumbalgie) haben; bei jüngeren Männern können dieselben Symptome nach Verletzungen im Bereich von Steißbein und Becken auftreten.

Mögliche Ursachen von Impotenz

Dieselben Ursachen können eine andere, schwerwiegendere Folge haben, und zwar Impotenz. Vor allem eine ausgeprägte Degeneration der Lendenwirbelsäule oder Verletzungen der Wirbel Th12 und L1 können zu einer Reizung oder Schädigung von Nerven führen, welche die Durchblutung des Gliedes und darüber dessen Erektion kontrollieren. Diese Funktionsstörung bedingt »das Unvermögen des Mannes, den Geschlechtsverkehr regelmäßig und befriedigend zu vollziehen«, wie eine Definition der Impotenz lautet.

Ein Unfall führt zu Impotenz

Einer meiner Patienten, ein 36 Jahre alter Ingenieur, hatte sehr darunter zu leiden. Bei der Anamnese erfuhr ich, wie es dazu kommen konnte. Der Mann war ein begeisterter Sportreiter. Im Alter von 28 Jahren war er bei einem Turnier gestürzt und hatte sich die Lendenwirbelsäule so schwer verletzt, daß er zwei Monate lang im Krankenhaus behandelt werden mußte. Danach war er praktisch frei von Beschwerden, nur bei krassem Wetterwechsel verspürte er ein dumpfes Gefühl im Kreuz. Als er nach einem Jahr Zwangspause endlich wieder reiten durfte, war seine Welt wieder in Ordnung.

Ein Sturz, der späte Folgen hatte

Diese Zeit der Gesundheit dauerte sieben Jahre. Sie endete eines Abends nach einem Rennen. Schmerzen im Kreuz und im Becken setzten ein, kurz danach kamen Taubheit im Gesäß und ein Brennen in den Hoden hinzu. Es verging nahezu eine Woche, bis diese quälenden Beschwerden abgeklungen waren. Die Freude darüber war jedoch verfrüht, denn nach einem Monat traten dieselben Symptome erneut auf, sogar noch stärker und noch länger. Im Verlauf des folgenden Jahres wiederholten sich die Rückfälle, hinzu kam eine zunehmende Erektionsschwäche. Obwohl das sexuelle Verlangen unverändert groß war, ließ die Fähigkeit zum Vollzug des Geschlechtsverkehrs rasch nach. Für den Patienten, der stets sehr stolz auf seine »Manneskraft« gewesen war, bedeutete das eine Katastrophe. Die Potenzprobleme beherrschten sein Denken und Fühlen, sie nahmen ihm die Freude am Leben. Selbstverständlich suchte er ärztliche Hilfe – beim Hausarzt, beim Neurologen, bei einem Psychiater sowie in Hormontabletten, Vitamin E, Akupunktur. Nichts und niemand schien ihm helfen zu können.

Potenzprobleme verleiden das Leben

Ong-song wirkt gegen die Ursachen

Ein Zufall brachte endlich eine Wende in diesem Schicksal. Der Patient traf den Arzt wieder, der ihn acht Jahre zuvor nach dem Reitunfall behandelt hatte. Dieser untersuchte nun noch einmal die Wirbelsäule und stellte schwere degenerative Veränderungen der Lendenwirbelsäule fest; die Wirbel hatten viele Knochenzacken gebildet, die Bandscheiben in diesem Bereich waren sehr flach geworden, und die Steißbeingegend war druckempfindlich. Angesichts dieses Befundes riet der Arzt zur Ong-song-Therapie; er hatte von anderen Patienten viel darüber gehört, sich deshalb selbst bei mir informiert und mich weiterempfohlen.

Ein Zufall, der die Wende brachte

In diesem Fall hatten die Veränderungen der Wirbelsäule zu Schädigungen von Nerven geführt, die den Bauchraum versorgen, und darüber schließlich auch die Impotenz verursacht. Dem Mann konnte glücklicherweise geholfen werden. Die Ong-song-Therapie, ergänzt durch hochdosiertes Vitamin B_1, bewirkte bereits nach einigen Behandlungen, daß die Kreuzschmerzen und die weiteren Symptome vergingen. Kurz darauf kehrte auch die »Manneskraft« zurück. Den Dank dafür konnte der Patient kaum in Worte fassen, seine strahlenden Augen sagten viel mehr.

Worunter bereits viele Kinder zu leiden haben und warum die richtige Diagnose so schwierig ist

Es ist eine weitverbreitete Annahme, daß nur Erwachsene von Schmerzzuständen und Erkrankungen, die eine geschädigte Wirbelsäule hervorrufen, betroffen sind. Das ist schlichtweg falsch. Richtig dagegen ist, daß bereits sehr viele Kinder mit denselben Problemen zu tun haben. Im Unterschied zu den Erwachsenen klagen sie jedoch selten über Rückenschmerzen, weil andere, indirekte Folgen im Vordergrund stehen und diese Symptome nur schwer zuzuordnen sind. Falls sich beispielsweise ein Kind beim Spielen an der Lendenwirbelsäule verletzt und danach über Schmerzen in der Ferse und in der Fußsohle klagt, wird der Arzt sicher nicht an diese Ursache denken, sondern sehr wahrscheinlich eine Einlage gegen den vermeintlichen Spreizfuß verordnen.

Die häufigsten Gründe, warum immer mehr Kinder unter Veränderungen der Wirbelsäule leiden – und was dagegen getan werden kann

Wieviele Kinder unter Schmerzzuständen und Erkrankungen, die von der Wirbelsäule herrühren, leiden, kann niemand genau sagen. Aber viele Ärzte bestätigen den Trend, daß die Zahl der Betroffenen in den Industrieländern der westlichen Welt in jüngster Zeit steil angestiegen ist. Das hat mehrere Ursachen.

Mangel an Bewegung ist die wichtigste Ursache. Dabei spielen zwei Faktoren zusammen. Zum einen bietet das Leben in der Stadt relativ wenig Freiraum, in dem Kinder spielen, umherlaufen und sich austoben können. Zum anderen verlockt die moderne Unterhaltungsindustrie mit Fernsehfilmen, Videokassetten und Computerspielen gerade Kinder dazu, stundenlang vor dem Bildschirm zu sitzen und darüber Spiel und Sport zu vergessen.
Überforderung beim Sport gewinnt zunehmend an Bedeutung. Während der Massensport rückläufig ist und die Modesportarten für viele Kinder unerschwinglich sind, hat sich im Vereinssport ein strenges Leistungsprinzip durchgesetzt und das Ideal von der Leibesertüchtigung abgelöst. Aus dem Aktivsport ist weitgehend ein Extremsport geworden und aus der Gesundheitsförderung allzu häufig eine Gesundheitsgefährdung. Der zunehmende Leistungsdruck erhöht die Anforderungen und steigert den Streß, so daß Unfälle beim Sport häufiger werden – auch bei Kindern.

Das Leiden beginnt oft in der Schule

Belastende Umstände in der Schule werden als Ursache von Schädigungen der Wirbelsäule noch immer nicht gebührend beachtet. Man bedenke: Die Kinder verbringen einen halben Tag und damit einen Großteil ihrer Entwicklungszeit in der Schule und sind dort belastenden Faktoren ausgesetzt. In erster Linie sind das die Stühle bzw. Tische, auf denen bzw. vor denen sie sitzen. Dieses Mobiliar entspricht noch zu selten den medizinischen Anforderungen. Es kann zumeist nicht individuell auf die Körpergröße eingestellt werden, so daß die Kinder gezwungen sind, stundenlang

Schlechtes Sitzen führt zu falscher Körperhaltung

in einer unangepaßten Körperhaltung zu verharren, die ihrer Wirbelsäule schadet. Um das zu verhindern, sollte die Sitzhöhe so angepaßt sein, daß die Füße flach auf dem Boden stehen und genügend Bewegungsraum zwischen Oberschenkel und Tischkante freibleibt; die Tischplatte sollte nicht waagerecht sein, sondern einen verstellbaren Neigungswinkel bis etwa 16 Grad haben, damit sie beim Lesen stärker, beim Schreiben weniger schräggestellt werden kann.

Der Rucksack ist besser als die Schultasche

Viele Schulkinder schleppen mit einer Hand ungeeignete und überschwere Taschen, welche die Wirbelsäule einseitig belasten. Viel gesünder ist der wieder in Mode gekommene Rucksack, mit dem das Gewicht der Hefte und Bücher gleichmäßig auf die Schultern verteilt wird.

Selbst der Schulsport ist nicht gesund, wenn die Kinder zum Beispiel »Purzelbäume« machen müssen. Diese Übung erfordert nämlich einen gänzlich unnatürlichen Bewegungsablauf, bei dem der ganze Körper über die Halswirbelsäule abrollt. Diese ist jedoch nur dafür bestimmt, den Kopf zu tragen und nicht den ganzen Körper. In ungünstigen Fällen kann es deshalb zu ernstzunehmenden Verletzungen von Wirbeln kommen mit schwerwiegenden Folgen für die Gesundheit, die sich häufig erst nach Jahren oder Jahrzehnten auswirken; das gilt vor allem für Kinder, die bereits Probleme mit der Wirbelsäule haben (Skoliose oder Scheuermann-Krankheit). Man sollte deshalb Purzelbäume verbieten.

Purzelbäume sollten verboten werden

Verletzungen: Wenn die Wirbelsäule an Schmerzen in Kopf oder Fuß schuld ist

Noch ehe Kinder auf der Welt sind, ist ihre Wirbelsäule schon in Gefahr. Denn man muß davon ausgehen, daß sie sich während der Entbindung, und zwar beim Passieren des Geburtskanals, Wirbelverletzungen zuziehen können. Wie viele Kinder davon betroffen sind, ist zwar noch nicht genau erfaßt worden, aber es gibt eindeutige Hinweise darauf, daß gewisse Anomalien der Wirbelsäule von der Geburt herrühren müssen. Sie können meiner Ansicht nach sogar zu einer Verletzung des sogenannten Phrenicus-Nervs führen, der die Atmung steuert. Schlimmste Folge dessen kann der »plötzliche Kindstod« sein, dessen Opfer scheinbar ganz gesunde Kinder in den ersten Lebensmonaten sind. Im Rahmen meiner Forschungsarbeiten bin ich darum bemüht, diesen Zusammenhang genauer zu klären.

Plötzlicher Kindstod durch Verletzungen während der Entbindung?

Die Diagnose dieser geburtsbedingten Anomalien der Wirbelsäule ist sehr schwierig und zumeist erst mit Erreichen des Schulalters möglich, weil zuvor jegliche Anhaltspunkte dafür fehlen. Dennoch sollte auch bei Kindern mit chronischen Beschwerden, die in anderen Körperteilen auftreten, stets die Wirbelsäule untersucht werden, um mögliche Verletzungen als Ursache entweder auszuschließen oder zu erkennen und entsprechend zu behandeln. Leider wird dieser Zusammenhang in der ärztlichen Praxis zuwenig berücksichtigt.

Verletzungen haben erst später Folgen

Besondere Gefahren, die Kindern drohen

Im Kindesalter drohen der Wirbelsäule viele Gefahren. Denn Kinder müssen alles erlernen und wollen alles erkunden; das gelingt nicht immer auf Anhieb, und dabei überschreiten sie oft ihre Grenzen. Es kommt zu Stürzen und Unfällen beim Gehen, Laufen und Treppensteigen, beim Fahrradfahren und Klettern auf den Baum, beim Raufen, Spielen, Sport sowie bei vielen anderen Gelegenheiten. In all diesen Fällen kann es zu Verletzungen der Wirbelsäule kommen. Selbst wenn diese noch so geringfügig sind, können sie – wie in Kapitel 2 beschrieben – im Laufe der Jahre und Jahrzehnte zur Ursache verschiedenster Erkrankungen werden.

Akute Symptome als deren Folge sind bei Kindern ebenfalls schwer festzustellen. Anders als Erwachsene haben sie nämlich nach einer Verletzung der Wirbelsäule nur selten Beschwerden im Bereich der Wirbelsäule, sondern häufig in den Gliedmaßen oder im Kopf. Es kann ihnen dann auch einfach an Kraft mangeln, so daß sie beim Turnen oder Laufen nicht mehr mithalten können. Sie sollten nicht voreilig als »Schwächlinge« abgestempelt, vielmehr einem verständigen Arzt vorgestellt werden, der ihre Wirbelsäule untersucht und nötigenfalls behandelt. Zu den Symptomen bei Kindern, die aus einer Verletzung der Wirbelsäule resultieren, gehören Schmerzen im Kopf, im Knie, in Ferse und Fußsohle.

Warum Lesen zu Kopfschmerzen führt

- Kopfschmerzen sind das häufigste Symptom bei Verletzungen der Halswirbelsäule. Sie treten vor allem im Bereich von Stirn, Scheitel und Schläfen auf (auch ein halbseitiger Kopfschmerz wie bei der Migräne ist möglich), nachdem das Kind längere Zeit gelesen oder geschrieben hat. Sie können mit Schmerzen verbunden sein, die sich vom Hals über die Schulter in den Arm hinziehen. Bei einer genauen Untersuchung läßt sich eine Verbiegung oder Vorwölbung im Bereich des sechsten und siebenten Halswirbels feststellen, die sehr empfindlich auf Druck reagiert.
- Schmerzen im Knie treten überwiegend bei Jungen im Alter zwischen zehn und 16 Jahren auf. Typisch

Wenn nach dem Sport das Knie wehtut

dafür ist, daß sie vor allem nach sportlichen Aktivitäten an einer bestimmten Stelle im Knie lokalisiert sind, die dann leicht geschwollen und spürbar wärmer ist; bei Kniebeugen werden sie stärker, im Liegen lassen sie nach. Die Betroffenen verspüren keinerlei Kreuzschmerzen, obgleich die Ursache der Beschwerden eine Veränderung von Lendenwirbeln ist, welche die Funktion des Ischias-Nervs stört, der auch das Knie kontrolliert.

- Schmerzen in der Ferse und in der Fußsohle sind bei Kindern im Alter zwischen sechs und zehn Jahren am häufigsten. Sie treten nach längeren Fußwegen und sportlicher Betätigung auf. Es gibt Gemeinsamkeiten mit den Schmerzen, die im Knie auftreten: Kreuzschmerzen fehlen völlig, und auch die Ursache ist dieselbe, nämlich eine Verletzung der Wirbelsäule im Bereich der Wirbel L4 und S1, durch die der Ischias-Nerv gereizt wird. Sie wird in der Regel nicht erkannt, statt dessen wird die Fehldiagnose »Senkfuß« gestellt, und dagegen werden Einlagen in die Schuhe verordnet. Daß diese Therapie zwangsläufig ohne Erfolg bleiben muß, weiß ich aus Fällen in meiner Praxis, in denen den Kindern erst mit einer Behandlung der Wirbelsäule mit der Ong-song-Therapie wirklich zu helfen war. An dieser Stelle ein Beispiel dafür.

Mit dem rechten Bein stimmte etwas nicht

Das Mädchen war mit einer schwierigen, kompliziert verlaufenden Geburt zur Welt gekommen. Etwa vier Monate später bemerkte die Mutter, daß ihr Kind das rechte Bein nicht so häufig und nicht so kräftig bewegte wie das linke. Sie sagte das dem Arzt, doch der meinte, daß sich das »verwachsen« werde. Er schien auch recht zu behalten, denn als das Mädchen laufen lernte, war sein Gang ganz normal.

Gehfehler, die nicht zu erklären sind

Im Alter von sechs Jahren traten die ersten Beschwerden auf. Das Mädchen klagte über Schmerzen in der rechten Fußsohle. Diese waren angeblich so stark, daß es nicht mehr gehen konnte und darum bat, getragen oder gefahren zu werden. Anfangs wollten die Eltern das nicht glauben. Als jedoch die Klagen andauerten, vermuteten sie, daß sich ihr Kind einen Stachel oder Glassplitter eingetreten haben könnte, und ließen es daraufhin untersuchen. Der Arzt konnte keinen Fremdkörper entdecken, diagnostizierte jedoch als Ursache der Schmerzen einen »Senkfuß«, gegen den er eine Einlage im rechten Schuh verordnete. Falls das nicht helfen sollte, fügte er gleich hinzu, werde das Mädchen einen speziellen orthopädischen Schuh tragen müssen.

Schmerzen im Fuß machten Gehen unmöglich

Die Einlage im Schuh half überhaupt nichts. Die Schmerzen im rechten Fuß dauerten an, hinzu kam noch ein Schwitzen der rechten Fußsohle. Wegen dieses Symptoms gingen die Eltern mit ihrem Kind zu einem anderen Arzt. Dieser vermutete ganz richtig als Ursache eine Störung des Nervensystems, verordnete jedoch Akupunktur als Therapie. Nachdem zehn Behandlungen mit den kleinen Nadelstichen keinen Erfolg gebracht hatten, wurden sie abgebrochen.

Ein Schaden von Geburt an

Natürlich wurde im Kreis der Verwandten und Bekannten über das Schicksal des Mädchens gesprochen. Einer, der davon hörte, kannte meine Therapie und empfahl einen Versuch damit. Anamnese und Untersuchung ließen mich bald die wahre Ursache der Symptome erkennen: Das Mädchen hatte sich während der Entbindung – konkreter: durch das

Die Wirbelsäule war von Geburt an geschädigt

gewaltsame Drehen und Ziehen beim Passieren des Beckens – wahrscheinlich einen Schaden an der Wirbelsäule zugezogen; dadurch war der Ischias-Nerv in Mitleidenschaft gezogen worden, und das hatte im Laufe der Jahre zu den Beschwerden im rechten Fuß geführt – sowohl zu den Schmerzen als auch zum Schwitzen.
In diesem Fall war meine Ong-song-Therapie überaus angebracht. Zusätzlich verabreichte ich hochdosiertes Vitamin B_1 und verordnete als weitere Maßnahmen meine »Balkenmethode« (siehe Kapitel 2) für jeweils 15 Minuten pro Tag sowie das Schlafen auf einer festen Unterlage und die zeitweilige Befreiung vom Schulsport. Die Kombination dieser Mittel und Methoden führte zum erhofften Erfolg. Nach drei Wochen war das Mädchen von den Schmerzen und dem Schwitzen am rechten Fuß fast befreit. Die Eltern konnten das Glück kaum fassen: »Also, ein Senkfuß war es nicht?« fragten sie mich noch nach der letzten Behandlung.

Skoliose: Was zu tun ist, wenn die Wirbelsäule verkrümmt ist

Als »Skoliose« wird eine seitliche Verbiegung der Wirbelsäule bei gleichzeitiger Verdrehung um die Längsachse bezeichnet. Das ist eine relativ häufige Erkrankung der Wirbelsäule im Kindesalter. Entscheidend für den Erfolg der Therapie ist es, eine Skoliose möglichst frühzeitig zu erkennen und zu behandeln, damit sie nicht zu schweren Formen und bedrohlichen Folgen führen kann. Abgesehen davon, daß unbehandelt alle Betroffenen unter einer auffälligen Verformung ihres Körpers wie dem »Buckel« psychisch sehr zu leiden haben, kann es auch zu starken

Schmerzen und zu schweren Komplikationen kommen; beispielsweise kann sich der Brustkorb verbiegen und die Funktion von Herz und Lunge beeinträchtigen. Weil die Früherkennung vor allem Sache der Eltern ist, möchte ich sie darüber informieren, was sie bei ihren Kindern beachten sollten.

Grundsätzlich gibt es zwei Formen der Skoliose. Die erste ist die »körperlageabhängige Wirbelsäulenverkrümmung«, von der am häufigsten Kinder im Alter von über zehn Jahren betroffen sind. Sie ist mit dem bloßen Auge zu erkennen, wenn das Kind steht: Die Brustwirbelsäule ist stärker nach hinten gekrümmt, während die Lendenwirbelsäule übertrieben weit nach vorn verbogen ist. Die verkrümmte Wirbelsäule gewinnt jedoch ihre natürliche Form zurück, sobald sich das Kind streckt, nach vorn beugt oder hinlegt, und sieht dann ganz gerade aus. In der Regel vergeht diese Art der Skoliose von selbst, wenn das Kind erwachsen wird. Allerdings ist kein Verlaß auf eine Spontanheilung, auch diese Verkrümmung kann lebenslang andauern. Um die Abweichung auszugleichen, kann sich die Wirbelsäule stellenweise verhärten und dadurch bedingt doch noch Beschwerden bereiten (durch Beinlängendifferenz: Knie- und Hüftgelenksprobleme).

Die Wirbelsäulenverkrümmung, die meist von selbst vergeht

Mit dem Alter wird es schlimmer

Die zweite Form der Skoliose ist die »körperlageunabhängige Wirbelsäulenverkrümmung«. Sie bleibt – daher der Name – in jeder Körperhaltung bestehen, und sie »verwächst« sich auch nicht, sondern wird mit dem Alter zumeist schlimmer. Ihre Ursache können unter anderem Entwicklungsstörungen im Mutterleib, Verletzungen während der Geburt sowie spätere Verletzungen sein.

Eine zweite Form wird im Alter zumeist schlimmer

In der geographischen sowie in der altersmäßigen Verteilung der Skoliose gibt es bemerkenswerte Unterschiede. Geographisch gesehen fällt auf, daß in Afrika und Asien weitaus weniger Kinder davon betroffen sind als in Amerika und Europa. Ein wichtiger Grund dürfte in unterschiedlichen Lebensverhältnissen liegen, vor allem im Bewegungsmangel der Bewohner westlicher Industriestaaten, der bereits bei den Kindern weit verbreitet ist und das Entstehen der Skoliose begünstigt. Altersmäßig werden drei Gruppen unterschieden, und zwar:

Hinsichtlich Skoliose unterscheidet man bei Kindern drei Altersgruppen

- Kinder bis zum Alter von drei Jahren. Charakteristisch für eine Skoliose in dieser Altersgruppe ist, daß die Brustwirbel nach links, die Lendenwirbelsäule nach rechts gekrümmt ist; Jungen sind häufiger davon betroffen als Mädchen. Die Verkrümmung ist deutlich zu sehen, wenn das Kind sitzt oder auf dem Bauch liegt. Glücklicherweise vergeht in etwa 90 Prozent aller Fälle diese Skoliose von selbst, wenn das Kind aus diesem Alter herausgewachsen ist.
- Kinder im Alter zwischen drei und neun Jahren. Mädchen und Jungen sind gleich häufig betroffen. Bei ihnen ist die Wirbelsäule nach links oder nach rechts gekrümmt, was im Stehen oder beim Vorbeugen gut zu erkennen ist. In diesen Fällen muß so früh wie möglich mit der Behandlung begonnen werden, um bleibende Schäden abzuwenden.
- Kinder im Alter von über zehn Jahren. Betroffen sind mehr Mädchen als Jungen. Die Verkrümmung ist in den meisten Fällen auf die Brustwirbelsäule im Bereich zwischen den Wirbeln Th4 und Th11 begrenzt und zum Zeitpunkt der Diagnose bereits so weit fortgeschritten, daß etwa zwei Drittel der jungen

Patienten stationär behandelt werden müssen. Das sollte möglichst umgehend geschehen, um eine weitere Verschlechterung des Zustands zu verhindern.

Familie, Schule und Arzt müssen helfen

Welche Auswirkungen eine Skoliose hat, ist natürlich individuell verschieden nach ihrem Verlauf. Als besonders belastend empfunden wird ein »Buckel«, der den Körper verformt; aber auch nicht so deutlich ausgeprägte Verkrümmungen können die äußere Erscheinung sichtbar beeinträchtigen. Zwangsläufige Folgen sind degenerative Veränderungen der Wirbelsäule, die früher beginnen als bei anderen Menschen und die zu starken Schmerzen sowie verschiedenen Erkrankungen führen. Zudem ist eine verkrümmte Wirbelsäule weniger belastbar, so daß es bei zusätzlichen Belastungen durch Schwangerschaft und Geburt, Arbeit oder Krankheit eher zu Verletzungen ihrer Bestandteile kommen kann, beispielsweise zu einem Bandscheibenvorfall mit Ischias-Schmerzen.

Folgen, die Kindern erspart bleiben können

Um einem Menschen dieses Schicksal zu ersparen, ist eine frühzeitige Erkennung und rechtzeitige Behandlung der Skoliose noch im Kindesalter unerläßlich. Dabei müssen Familie, Schule und Arzt zusammenarbeiten.

- Die Familie muß vor allem für ein richtiges Maß an Bewegung sorgen. Das Kind darf einerseits nicht allzulange vor dem Fernseher oder über Büchern sitzen, andererseits nicht durch anstrengende Sportarten überfordert werden; Gymnastik, Turnen und Aerobic sind zum Ausgleich ebenso gut geeignet wie Laufen, Radfahren und Schwimmen (unter Beachtung der Auflagen, die ich in Kapitel 3 nenne). Zu achten ist auch darauf, daß die Abmessun-

Wie Eltern bei Skoliose helfen sollten

gen der Sitze und Tische dem Körper des Kindes angepaßt sind und daß das Bett nicht zu weich ist, sondern eine feste Matratze hat. Schließlich sollte dem Kind übermäßiger Streß erspart werden; dazu gehört es auch, von ihm nicht ständig besonders gute Leistungen in der Schule zu verlangen.

- Die Schule muß Rücksicht nehmen auf den Zustand des skoliosekranken Kindes. Das gilt insbesondere für den Sportunterricht, um zusätzlich schädigende Belastungen der verkrümmten Wirbelsäule, zum Beispiel durch einen Purzelbaum zu vermeiden. Grundsätzlich sollten in der Schule die Untersuchungen zur Früherkennung regelmäßig durchgeführt werden und das Mobiliar der Klassenzimmer so gestaltet sein, daß beim langen Sitzen die Wirbelsäule möglichst geschont wird.

Wie der Arzt Skoliose behandeln kann

- Der Arzt muß die Therapie entsprechend dem Stadium der Erkrankung durchführen. Die Möglichkeiten reichen von regelmäßiger Gymnastik über das Tragen eines exakt angepaßten, speziellen Stützkorsetts bis hin zu einer chirurgischen Korrektur der Wirbelsäule durch eine Operation. Die konservative Behandlung der Skoliose ist langwierig, sie erfordert viel Geduld und Ausdauer vom Patienten und auch von seiner Familie.

Eine lange Behandlung, die sich lohnt

Mit der Ong-song-Therapie habe ich auch mehreren kleinen Skoliose-Patienten sehr erfolgreich helfen können. Ihre Behandlung wurde durch die ebenfalls von mir entwickelte »Balkenmethode« (siehe Kapitel 2) ergänzt. Das Van-dong-Programm mit seinen Bewegungsübungen wurde ebenfalls angewendet, seine Grundübungen sind in diesen Fällen unverzichtbar und sollten während der ganzen Wachstumszeit durchgeführt werden. Ich habe damit gute Erfahrungen gemacht. Zwar sind gegen Skoliose mehr Anwendungen erforderlich, und deshalb ist die Behandlungszeit insgesamt länger als üblich, mitunter dauert sie Jahre. Aber dieser Einsatz lohnt sich, um mit der Ong-song-Therapie die Verkrümmung der Wirbelsäule zu korrigieren und den Kindern ein langes Leiden zu ersparen.

Warum gerade die Ong-song-Therapie so hilfreich ist

Scheuermann-Krankheit: Warum der Rücken rund werden kann

Diese Erkrankung der Wirbelsäule läßt einen ausgeprägten Rundrücken entstehen, von dem mehr Jungen als Mädchen betroffen sind. Dazu kommt es, wenn zwischen dem achten und dem 13. Lebensjahr aus ungeklärter Ursache die Verknöcherung der Wirbel vor allem in der Brustwirbelsäule gestört ist. Die Wirbel verformen sich und flachen keilförmig ab, und es entsteht die typische Rundform (Kyphose) des Rückens. Begünstigt wird das krankmachende Geschehen durch schlechte Körperhaltung, körperliche Anstrengung, belastende Sportarten und durch Streß aller Art. Die Maßnahmen zur Vorbeugung und Behandlung des »Morbus Scheuermann« sind sehr ähnlich wie die – soeben beschriebene – Therapie gegen Skoliose.

Welche Besonderheiten bei Senioren bestehen und wann eine Operation unumgänglich ist

Wie sich die Wirbelsäule mit den Jahren verändert – und welche Folgen das im Alter hat

Mit dem Alter kommt es zwangsläufig zu Veränderungen der Wirbelsäule. Die Dichte und Härte der Knochen nimmt ab, so daß die Wirbelkörper verletzlicher werden, und die Bandscheiben verlieren, wie bereits beschrieben, an Flüssigkeit, so daß sie an Elastizität einbüßen. Das führt dazu, daß die Wirbelsäule in ihrer Funktion zunehmend eingeschränkt wird. Veränderungen, die sich über Jahrzehnte hinweg unbemerkt entwickelt haben, bereiten nun zum ersten Mal Beschwerden, oder bereits bestehende Symptome werden stärker als in den Jahren zuvor.

Auch Männer leiden zunehmend an Osteoporose

Besonders betroffen davon sind im Alter die Menschen, die an einer Osteoporose (siehe Kapitel 5) erkranken. Das sind zwar überwiegend, aber nicht ausschließlich Frauen. Der relative Anteil der Männer mit »Knochenschwund« nimmt, wie gesagt, sogar zu. Die Gründe dafür sind falsche Ernährung mit zuwenig Calcium, zuviel Alkohol und Nikotin, zuwenig Bewegung. Dadurch entsteht in jungen Jahren weniger Knochenmasse, und das führt im Alter zu einer »senilen Osteoporose«.

Derart geschädigte Knochen sind viel empfindlicher gegenüber Einflüssen aus der Umwelt; infolgedessen leiden ältere Menschen auch bei krassem Wetterwechsel häufiger und stärker unter Beschwerden, die von der Wirbelsäule herrühren. Vor allem aber werden die Knochen porös, brüchig und weniger belastbar, so daß vermehrt Veränderungen der Wirbelsäule auftreten und häufiger Nervenwurzeln in ihrem Bereich in Mitleidenschaft gezogen werden. Weil die daraus resultierenden Beschwerden in vielen Fällen an weit entfernten Stellen auftreten, wird ihre wahre Ursache allzuoft verkannt und so manches bedenkliche Symptom als Alterserscheinung verharmlost.

Behandeln mit besonderer Sorgfalt

Viele ältere Patienten stellen mir als erstes stets dieselbe Frage: Ob es nicht gefährlich wäre, »alte Knochen« mit der Ong-song-Therapie zu behandeln. »Im Prinzip nein«, antworte ich und erkläre dann, welche Besonderheiten zu beachten sind.

Die Therapie wird dem Alter angepaßt

Weil die Wirbelsäule mit dem Altern anfälliger und verletzlicher geworden ist, muß die Behandlung behutsamer erfolgen. Sie kann aber ebenso erfolgreich sein, wenn die älteren Patienten zur aktiven Mitarbeit bereit sind; einigen von ihnen fällt es allerdings schwer, jetzt noch liebgewordene Lebensgewohnheiten zu ändern, obgleich das vielfach unerläßlich ist. Die Therapie kann komplizierter sein, weil zum Beispiel die schwächer und weniger elastisch gewordenen Muskeln und Bänder weniger gut in der Lage sind, die Wirbelkörper sicher in der richtigen Position zu halten. Es kann möglicherweise auch etwas länger dauern, bis etwa ein eingeklemmter Nerv befreit ist. Aber ein erhöhtes Risiko unerwünschter Wirkungen besteht bei der Ong-song-Therapie erwiesenermaßen nicht.

Operieren bei bestimmten Beschwerden

Ich will allerdings nicht verschweigen, daß im Alter aus den genannten Gründen in einigen Fällen meine sanfte Methode zur Behandlung nicht genügt. Insbesondere bei schweren Bandscheibenvorfällen kann eine Operation der einzige Ausweg sein. Weil dieser Eingriff mit Risiken verbunden ist, sollte er wirklich nur als letzte Möglichkeit durchgeführt werden. Um die Entscheidung in diesen und anderen Fällen zu erleichtern, möchte ich Anhaltspunkte dafür geben.

Jede Lähmung ist ein Alarmzeichen

- Eine Operation ist sofort erforderlich, wenn es durch einen Bandscheibenvorfall zu einer Lähmung eines Beines oder beider Beine gekommen ist oder falls die Funktion von Blase und Darm derart gestört ist, daß die Notdurft nicht mehr verrichtet werden kann.

- Eine Operation ist unbedingt notwendig, wenn akute Schmerzen zu einem fortschreitenden Muskelschwund führen oder eine zunehmende Lähmung in den Beinen bewirken.
- Eine Operation wird nicht zu vermeiden sein, wenn eine Ischialgie immer wieder auftritt und die Schmerzen dabei immer stärker werden.

Wird der Eingriff an der Bandscheibe ausgeführt, wird in der Regel mit ihm die Ursache der Beschwerden beseitigt und der Zustand des Patienten bessert sich rasch. Es gibt allerdings Ausnahmen, bei denen es während der Operation zu Komplikationen kommen kann oder hinterher die Schmerzen andauern, so daß der Eingriff wiederholt werden muß. Voraussetzung für einen guten Erfolg einer Operation an der Wirbelsäule ist das fundierte Können des Chirurgen sowie die Bereitschaft des Patienten, die ärztlichen Anweisungen für das Verhalten nach der Operation auch wirklich zu befolgen.

Warum Sport auch Kehrseiten haben kann und was dabei der Wirbelsäule zuliebe zu beachten ist

Viele Sportarten sind ein gutes Training für die Wirbelsäule

Es besteht kein Zweifel daran, daß regelmäßige und richtige Bewegung eines der besten Mittel ist, die Wirbelsäule gesund zu erhalten. Geeignet dafür sind vor allem Sportarten mit rhythmischen Bewegungen wie Walking, Laufen, Gymnastik, Aerobic, Radfahren und auch Schwimmen, weil der Auftrieb des Wassers die Wirbelsäule entlastet und die Bewegungen dabei nahezu die gesamte Muskulatur trainieren, auch die von Bauch und Rücken.

Am Beispiel des Schwimmens jedoch wird besonders deutlich, daß Sport in bezug auf die Wirbelsäule zwei Seiten haben kann. Die nützliche Seite zeigt sich beim Rückenschwimmen, bei dem die Wirbelsäule gestreckt ist und geschont wird. Die bedenkliche Kehrseite entsteht beim Brustschwimmen, weil dann die Lendenwirbelsäule ein »Hohlkreuz« bildet und die Halswirbelsäule mit angespannter Muskulatur den Kopf über Wasser halten muß; beide Bereiche der Wirbelsäule sind dadurch besonders belastet und können deshalb geschädigt werden. Aus diesem Grunde sind bei Schwimmern Verletzungen der Bandscheiben zwischen den Wirbeln C5 und C6 sowie C7 und Th1 relativ häufig.

Prinzipiell: Rückenschwimmen ja, Brustschwimmen nein

Wer sich beim Schwimmen eine Verletzung im Bereich der Halswirbelsäule zuzieht, der wird zunächst ein Knacken im Nacken wahrnehmen, dem Schmerzen in Hals und Schulter sowie hinter dem Ohr folgen können. Andere Betroffene klagen über ungewöhnliche Ohrgeräusche und »verstopfte Ohren« oder über Kopfschmerzen, die mit einem Schwindelgefühl verbunden sind. Auch ein Druckgefühl in der linken Brust und Atembeschwerden können auftreten und sogar dazu führen, daß der Betroffene wegen des Verdachts auf eine Herzkrankheit ins Krankenhaus eingeliefert wird. Bei einem gesunden Menschen vergehen diese Symptome im allgemeinen binnen weniger Stunden; bei einem Menschen mit einer vorgeschädigten Wirbelsäule können sie wesentlich länger andauern und schwerer werden – vor allem dann, wenn er weiterhin schwimmt. In jedem Fall sollten Ohrgeräusche oder Schwindelgefühl nach dem Schwimmen ein Anlaß sein, den Arzt aufzusuchen.

Symptome, die vom Schwimmen herrühren

Schwimmen war genau das Falsche

Das tat eine Hausfrau, 40 Jahre alt, bei der diese Beschwerden aufgetreten waren. Seit früher Kindheit hatte sie eine Wirbelsäulenverkrümmung (Skoliose) und davon ausgehende Beschwerden. Vor allem wenn das Wetter wechselte, klagte sie über Kopfschmerzen und über einen »steifen Hals«, durch den bedingt sie den Kopf kaum bewegen konnte. Der Hausarzt riet ihr, die Wirbelsäule durch Sport zu kräftigen. Weil die Frau keine andere Sportart ausüben konnte, ging sie zwei- bis dreimal in der Woche zum Schwimmen – und das war genau das Falsche.

Von Anfang an fühlte sie sich nach der Bewegung im Wasser nicht wohl, weil ihr der Kopf schmerzte und ein leichtes Schwindelgefühl auftrat. Sie berichtete dem Arzt davon, aber dieser beruhigte sie mit dem Hinweis, daß Schwimmen ein ganz gesunder Sport und mit Sicherheit nicht schuld an diesen Beschwerden sei. Die Patientin glaubte ihm und besuchte weiterhin das Schwimmbad, bis eine Komplikation sie stoppte: Einem Knacken im Nacken folgten ein Schwindelgefühl und starke Schmerzen in der rechten Schläfe. Sie ging sofort nach Hause, nahm eine Schmerztablette ein und streckte sich auf der Couch aus. Dabei vergingen allmählich die Beschwerden, und sie glaubte, alles überstanden zu haben. Um so mehr beunruhigte sie das, was in der Nacht geschah: Als sie auf der linken Seite lag, hörte sie ungewöhnliche Geräusche im rechten Ohr; zunächst klangen diese wie das eigene Herzklopfen, dann wie ein Rauschen und Dröhnen. Diese Ohrgeräusche waren noch zu hören, als sie am nächsten Morgen erwachte, und sie vergingen auch in den folgenden Tagen nicht. Als sie deswegen endlich zum Arzt ging, dachte sie nicht

Erst ein Knacken im Nacken, dann Schwindel und Schmerzen

Ständig ein Rauschen und Dröhnen im Kopf

mehr an das, was im Schwimmbad geschehen war, und erzählte deshalb auch nichts davon. Die Untersuchung des Gehörs blieb ohne Befund. Zur Behandlung wurden, wie in diesen Fällen üblich, durchblutungsfördernde Medikamente verordnet.

Halswirbel hatten sich verändert

Wenige Tage später kam die Patientin in meine Praxis, und zwar der Skoliose wegen. Bei der genauen Anamnese erwähnte sie auch die vor kurzem aufgetretenen Ohrgeräusche. Die gezielte Untersuchung ergab, daß die gesamten Halswirbel übermäßig nach vorn geneigt waren und daß die Halswirbelsäule keine natürliche Wölbung mehr hatte; außerdem war im Röntgenbild eine fortgeschrittene Degeneration zu erkennen. Gegen diese Veränderungen der Wirbelsäule richtete sich die Ong-song-Therapie. Mit ihrer Hilfe gelang es innerhalb von sechs Wochen, die Ursachen zu beseitigen und damit auch die Ohrgeräusche als deren Folge; zugleich besserte sich insgesamt der körperliche Zustand der Patientin. Für die Zukunft riet ich ihr, auf das Schwimmen zu verzichten, statt dessen regelmäßig die Bewegungsübungen des Van-dong-Programms auszuführen und konsequent die anderen Empfehlungen für die richtigen Verhaltensweisen (siehe Kapitel 2) zu befolgen, um die Wirbelsäule zu schonen.

Drei Wirbel waren nach vorn geneigt

Was bei Tennis und Golf zu beachten ist

Wie in so vielen Bereichen unseres Lebens gibt es auch beim Sport gewisse Moden, zur Zeit sind Tennis und Golf »in«. Dagegen ist überhaupt nichts einzuwenden; solange sie mit Vernunft ausgeübt werden, sind auch diese Sportarten von großem Nutzen für die Gesundheit. Zu bedenken geben möchte ich etwas anderes: Jeder Sport sollte der körperlichen Leistungsfähigkeit angepaßt sein, insbesondere dann, wenn ein älterer Mensch damit beginnt, eine neue Sportart zu erlernen. Diese Anfänger gehen häufig mit allzu großem Ehrgeiz an die Sache heran. Sie machen Fehler, die Könnern nicht mehr unterlaufen, und sie schädigen dadurch ihre Wirbelsäule. Dafür zwei Beispiele aus den genannten Sportarten.

Falscher Ehrgeiz schadet Anfängern

Beim Golfen, so glauben viele Anfänger, kommt es vor allem auf die Wucht des Schlages an. Entsprechend kräftig schwingen sie den Schläger – und treffen allzu oft daneben. Weil dann die Wucht des Schlages vom Ball nicht zumindest abgemildert wird, reißt sie den Körper förmlich herum und überlastet dabei Teile der Wirbelsäule. Ein zu tiefer Schlag in den Rasen führt zu einer abrupten Bremsung und dadurch ebenfalls zu einer gefährlichen Überlastung der Wirbelsäule und Handgelenke.

Jeder Schlag daneben geht ins Kreuz

Beim Tennis gibt es ähnlich gefährliche Situationen; beispielsweise kann beim Versuch, einen sehr hohen Ball doch noch mit dem Schläger zu erreichen, die Wirbelsäule überdehnt werden, ebenso beim Aufschlag mit weit nach oben gerissenem Arm.

Tips gegen Schäden beim Sport

Mehr Spaß am Sport und weniger Gefährdung durch Schäden lassen sich erreichen, wenn die folgenden Empfehlungen berücksichtigt werden, um sowohl die noch gesunde als auch eine bereits erkrankte Wirbelsäule zu schonen:

- Niemals aus dem Stand heraus starten, sondern immer den Körper vorher mindestens fünf Minuten lang aufwärmen. Das gilt für alle Sportarten.

- Sobald Rückenschmerzen zu verspüren sind, unverzüglich mit dem Sport aufhören und das Abklingen der Beschwerden abwarten. Treten diese wiederholt auf, ist unbedingt ein Arzt zu konsultieren.
- Besteht ein Bandscheibenvorfall, darf überhaupt kein Sport ausgeübt werden. Nach einer erfolgreichen Operation an der Bandscheibe darf frühestens nach drei bis vier Monaten wieder mit dem Sport begonnen und die Belastung dabei nur allmählich gesteigert werden.
- Nach einer geheilten Wirbelkrankheit ist in jedem Fall ein Korsett zu tragen und die Belastung zu begrenzen, jeweils nach Absprache mit dem Arzt; dasselbe gilt für Frauen in der ersten Zeit nach der Entbindung.

Bei Rückenschmerzen sofort aufhören!

Zum Schluß noch eine Empfehlung, die ich aus den Erfahrungen in meiner Praxis nur bestätigen kann: Wer erst im Alter von über 30 Jahren beginnt, Sport zu treiben, der sollte nicht nur vorsorglich Herz und Kreislauf untersuchen lassen, sondern auch seine Wirbelsäule. Nur so können sich anbahnende oder bereits bestehende Veränderungen erkannt und die entsprechenden Schlüsse daraus gezogen werden. Nötigenfalls muß auf den Sport ganz verzichtet oder eine andere, weniger belastende Sportart gewählt werden. Die Vorsichtsmaßnahmen mögen rigoros sein, sie sind jedoch ohne jeden Zweifel besser, als später den Sport wegen einer dabei erworbenen Erkrankung der Wirbelsäule aufgeben zu müssen.

Erst zum Arzt, dann zum Sport

Nachwort

Von Dr. med. dent. Andreas Leitner

Es geschieht immer wieder, daß ich von Patienten gefragt werde, wie ich als Zahnarzt dazu gekommen bin, die Ong-song-Therapie zu erlernen und zu praktizieren. Meine Erklärung überzeugt alle: Ich habe am eigenen Leibe erfahren, welch starke Schmerzen durch Veränderungen der Wirbelsäule verursacht sein können und welch eine große Hilfe dagegen gerade die Behandlungsmethode von Professor Do Thanh Kiem ist.

Länger als drei Jahre hatte ich ständig unter Rückenschmerzen zu leiden gehabt, die gelegentlich bis ins rechte Knie ausstrahlten. Sie waren schon morgens da, wenn ich erwachte; beispielsweise konnte ich mich nur mühselig anziehen, indem ich vorsichtig im Sitzen erst mit dem einen Bein, dann mit dem anderen in die Hose stieg. Sie begleiteten mich den ganzen Tag über; in der typischen, nach vorn gebeugten Haltung konnte ich nur dann Patienten behandeln, wenn ich zuvor Schmerztabletten eingenommen hatte.

Selbst das Ankleiden war eine Qual

Selbstverständlich bemühte ich mich bei Ärzten um Hilfe. Keiner konnte mir helfen. Ich wurde an Spezialisten verwiesen, die mir Krankengymnastik verordneten und eine Operation empfahlen. Denn sie vermuteten als Ursache der Beschwerden eine

Bandscheibenvorwölbung, wenngleich sie sich dessen nicht ganz sicher waren.

Glücklicherweise lernte ich bei Freunden in Budapest Professor Thanh Kiem kennen. Ich schilderte ihm meine Beschwerden, und er versprach, mich mit der Ong-song-Therapie zu behandeln. Sie war überraschend erfolgreich. Bereits am Morgen nach der ersten Behandlung konnte ich die Hose wieder ganz normal anziehen – was für andere Männer eine Selbstverständlichkeit ist, das empfand ich als einen großen Fortschritt auf dem Weg zur Besserung. Diese Hoffnung bestätigte sich. Nach insgesamt acht Behandlungen mit der Ong-song-Therapie hatte ich keine Rückenschmerzen mehr.

Erster Erfolg schon am Morgen danach

Ein Fehler, der sein Gutes hatte

Beim letzten Gespräch hatte mir Professor Thanh Kiem empfohlen, während der nächsten zwei, drei Monate bei körperlicher Belastung ein Korsett zu tragen. In der ersten Zeit tat ich das auch; weil ich aber weiterhin schmerzfrei war, vergaß ich bald den gutgemeinten Ratschlag. Die Quittung dafür kam prompt. Bei einem Tennismatch erlitt ich einen Rückfall. Wegen der neuerlichen Rückenschmerzen suchte ich wieder Hilfe in der Ong-song-Therapie. Diesmal dauerte die Behandlung länger, denn meine Rückenmuskulatur und die Bänder waren überdehnt und gaben der Wirbelsäule nicht mehr genügend Halt. Ich mußte ein halbes Jahr lang ein Korsett tragen, bis diese Schädigung überstanden war.

Rückfall aus eigener Schuld

Ein Gutes hatte diese Komplikation jedoch gehabt. Ich hatte Professor Thanh Kiem offen gestanden, daß ich durch meine Nachlässigkeit selbst schuld an dem Rückfall war. Das hat ihm sichtlich imponiert, denn die meisten anderen Patienten sind wohl in solchen Fällen nicht so ehrlich. Mein Verhalten und auch die lange Behandlung brachten uns einander näher. Er machte mir das Angebot, die Ong-song-Therapie bei ihm zu erlernen. Angesichts meiner guten persönlichen Erfahrungen damit ging ich mit Freuden darauf ein.

Eine Adresse, die weiterhilft

Der Patient wurde zum Therapeuten

Seit Herbst 1993 praktiziere ich diese Behandlungsmethode in München. Ich habe mich dabei auf Störungen im Bereich von Kopf, Hals, Nacken und Schultern spezialisiert. Denn ich sehe darin eine sinnvolle und sehr nützliche Ergänzung meiner Tätigkeit als »Gnathologe«; das ist ein Zahnarzt, der das Gebiß sowie die gesamten Bänder und Muskeln des Kopfes, Halses und Nackens als eine Einheit betrachtet und dementsprechend seine Patienten behandelt. Die anderen Bereiche des Körpers sind das Wirkungsfeld meines Bruders Dr. med. dent. Dr. med. Nikolaus Leitner, der von dem Erfolg der Ong-song-Therapie in meinem Fall derart beeindruckt gewesen ist, daß er sie ebenfalls bei Professor Thanh Kiem erlernte.
Sollten Sie irgendwelche Fragen zu der Ong-song-Therapie oder zu den Fällen in diesem Buch haben, dann wenden Sie sich bitte an uns. Wir antworten Ihnen gerne.

Die Adresse:
Dr. Andreas Leitner/Dr. Dr. Nikolaus Leitner
– Ong-song-Therapie (Thanh-Kiem-Funktionstherapie) –
St. Veit-Straße 11
81673 München
Telefon: 0 89/6 88 29 30

Literatur

Bertagnoli, R.: Sprechstunde Rückenschmerzen, Gräfe und Unzer Verlag, München 1996

Castro, W.H.M./Schilgen, M.: Kreuzschmerzen, Springer Verlag, Berlin 1995

Fischer, J.: Die 100 besten Tips für einen gesunden Rücken, Piper Verlag, München 1994

Hauser-Bischof, C. et. al.: VITA-Rückenschule, Birkhäuser-Verlag, Basel 1990

Leibold, G.: Bewährte Naturheilverfahren bei Rückenschmerzen, Falken-Verlag, Niedernhausen/Ts. 1991

Oldenkott, P.: Bandscheibenschäden, Trias Verlag, Stuttgart 1991

Rush, A. R.: Rückenschmerzen, Rowohlt Taschenbuch Verlag, Reinbek bei Hamburg 1985

Stiftung Warentest: Gesunder Rücken, Berlin 1996

Tanner, J.: Rückenschmerzen, Ravensburger Buchverlag, Ravensburg 1988

Yost, G.: Rückenschmerzen, Wilhelm Goldmann Verlag, München 1989

Register